한국의
태교 문화

주영애 지음

韓國의 胎教文化

신정

머리말

나의 부모님은 나를 어떻게 품게 되셨고, 태교를 하셨을까?

그 신비로운 경험을 누구나 하는 것은 아니지만, 현재의 삶을 누리고 있는 사람들이라면 각자의 부모님께서 자신을 품게 되신 잉태의 과정과 태교가 궁금하지 않을 사람이 없다. 부모님은 우리를 낳아 귀하게 길러 오늘을 선물로 주셨다.

부모님들은 인간의 삶이 신비의 영속이고 우주만물의 이치를 따라간다는 것을 특별히 연구하지 않으셨지만, 선대로부터 이어져온 삶의 양식으로 선택하고, 오늘을 맞이하도록 해주셨다. 어려운 시기에 우리를 낳고 모든 상황에서 삶을 개척하면서 살아오신 부모님 덕분에 우리들은 이런저런 일들을 하며 오늘을 살아가고 있다. 사랑과 관심 속에 자라난 우리는 그럼에도 불구하고 살기 힘들다 외치면서도 거부할 수 없는 삶의 질서 속에 놓여 있다.

태교는 우리가 존재하듯이 지켜져 왔고 생활문화가 되었다. 오늘날 젊은이들이 결혼도 출산도 안 한다고 외치는 가슴 아픈 시절을 살고 있지만, 그래서 출산율이 전 세계에서 가장 하위를 벗어나지 못하는 심각한 상황을 맞이하고 있는 한국이지만, 개인의 책임감 있는 선택을 존중한다는 측면에서 보면 충분히 납득이 된다. 오히려 그러한 사회 상황을 만든 기성세대들의 책임도 절감하고 반성한다.

그럼에도 불구하고 나는 우리의 생활문화로 이어져온 태교가 잊혀질까 두려워 내가 할 수 있는 영역에서 다시 생각하고 이야기하고 싶었다. 세월이 지나 이때를 기억할 수 있는 때가 오리라 기대하면서 말이다. 그 옛날 소혜왕후와 사주당 이씨, 빙허각 이씨가 여성의 입장에서 태교를 위한 글을 남겼듯이 오늘날 이 시점에서 돌이켜 보는 태교에 관한 글을 조금이라도 기록하고 싶었다. 생활문화 연구자로서 생활사와 더불어 현대 일상문화를 하나하나 짚어 보며, 앞으로 펼쳐가야 할 일상문화의 소중함을 계승하고 창조해야 한다는 사명을 느끼면서, 이에 공감하고 연구하는 분들과 공유하고 싶었다.

이 책은 우리가 태교에 대해 생각해 보아야 할 주제들을 5장으로 나누어 구성하였다. 제1장에서는 한국의 생활문화로 이어지는 태교에 대하여 부모의 책임과 의무, 부성 태교와 모성 태교, 가족 태교를 이야기했다. 제2장에서는 태교에 관한 기록들인 『내훈』, 『부모은중경』, 『동의보감』, 『계녀서』, 『사소절』, 『태교신기』, 『규합총서』 등 조선시대부터 전해오는 태교에 관한 기록들을 살펴보았다. 이 문헌들은 인문학적 교훈서를 비롯하여, 부모로서의 당부 글, 의학적 서적, 백과사전적 서적 등으로 그 접근법이 모두 상이하지만, 과거에도 태교에 대해서 다각도에서 연구되었다는 점을 정리하여 제시하였다. 제3장에서는 태교에 관한 연구들 중에서 몇 가지를 정리하여 세 부분으로 나누어 임부의 건강과 심리적 안정, 태아 심신의 발달, 태교와 부부관계 등을 기록하였다. 제4장에서는 다양한 태교법을 소개하였다. 최근에는 상상을 초월하는 다양한 태교법이 등장하고 있지만, 그간 태교법과 더불어 그 효과성이 언급된 내용과 태교 실천현장에서 적용되어온 내용을 다루었다. 첫째, 태아와 교감을 위한 태교로 음악 태교와 태담 태교를 소개하고, 둘째 심신의 안정을 위한 태교로 미술 태교, 침선 태교를, 셋째 신체활동 중심의 태교로 운동 태교, 발레 태교를, 넷째 복합적인 태교로 숲 태교와 태교 다례, 종교별 태교를 소개하였다. 그리고 일상생활 태교와 금기로 의식주생활 태교에 대하여 기록하였다. 마지막으로 제5장에서는 한국 태교 문화를 다시 생각해 보는 관점에서 태교에 대한 문화기술적 기록과 임신 태교에 대한 재인식, 사회 정책적 과제 등으로 나누어 앞으로 생활문화로 이어지는 '태교'에 대해 고민해야 할 바를 기록했다.

부족하지만 이 책이 한국의 태교 문화에 대해 궁금해 하고 연구하고자 하는 후학들에게 조금이라도 도움이 되는 자료로 활용되길 바란다.

항상 글을 쓰고 난 후에는 아쉬움이 남지만 평생 동안 용기 잃지 않게 후원해 주었던 사랑하고 존경하는 남편과 믿음직하고 귀한 아들 며느리와 딸, 지난 추운 겨울 돌아가신 시아버님과 환 중에 계신 시어머님의 끊임없었던 기도가 큰 힘이었음을 고백한다. 회갑을 지나 바람처럼 구름처럼 일찍 세상을 떠나신 나의 어머니, 아버지께서 주신 사랑과 교육적 열정을 생각하면서, 나를 위해 하셨을 부모님의 '태교'를 상상해 보는 시간까지 주신 감사함을 더 이상 표현할 길이 없다.

끝으로 태교 전문서의 필요성에 공감해 주시고 편찬을 허락해 주신 최용구 대표님께 특별히 감사드리고, 편집 과정에서 수고를 아끼지 않으신 도서출판 신정 직원들께도 깊은 감사의 말씀을 올린다. 붓글씨로 韓國胎教文化를 속표지에 넣어 지도교수의 졸고를 빛내준 다연 최성희 선생님께도 감사드린다.

2019년 12월

올 한해를 마감하면서 매강 주 영 애

차례

제 1 장

한국의 생활문화로 지속되는 태교

제1장
한국의 생활문화로 지속되는 태교

1. 부모의 책임과 의무

왜 태교를 말해야 하는가?

인간은 생존을 위해 생활 활동을 한다. 삶을 영위하기 위한 모든 행위를 생활이라 일컫는다. 생활은 오랫동안 일정한 문화권에서 갖게 되는 하나의 공통된 방식으로 관습적으로 행해지는 사회계약적인 생활규범을 형성한다. 생활은 생명유지와 지속적 기능을 갖는 것이며, 자율적 의지로서의 사유 활동과 가치, 윤리적 과제를 포함하고 있다. 생활은 같은 문화권에서 장기간 계속 반복됨으로써 이루어지는 생활방식을 만들게 되고, 시대의 흐름과 변천에 따라 변화한다. 다만 그 문화를 유지하고자 하는 근본정신은 오랜 세월 이어지며, 그것을 지켜온 민족 나름대로의 독특한 생활문화를 형성하게 된다. 인간은 1인 가구든 다인수 가구든 누구나 삶을 영위해 나아가기 위해 필요한 행위를 하게 되고, 그것이 하나의 생활방식으로 나타나게 되는데, 우리는 그것을 생활문화라고 부른다.

최근에는 1인 가구가 급증하여, 1인 가구를 중심으로 한 생활문화에 관심이 모아지고 있다. 결혼은 생각하지 않을 뿐만 아니라 결혼하여 자녀를 낳는 일은 상상하지도 못하는 젊은 층도 많다. 결혼과 출산이 젊은 세대들에게는 다른 세상의 일처럼 느껴지는 상황이기도 하다. 결혼율과 출산율이 떨어지고 있는 것은 이를 뒷받침한다. 2018년 인구 천 명당 혼인건수가 5건으로 점점 떨어지고 있으며, 2018년 합계출산율[1)]은 사상 최저인 0.98명으로 출산율이 한 명도 채 되지 않는 것은 전 세계에서 한국이 유일하다. 정부가 2006년부터 2017년까지 약 152조 원의 예산을 저출산 대책에 투입했지만 그 결과는 안타깝기만 하다.

한국 사회에서 가족주의 가치관이 일부분에서는 유연하게 바뀐 반면 다른 부분에서는 여전히 공고히 유지되고 있다. 남녀의 역할이 성에 따라 고정되어 있다는 전통적 인식은 남녀 모두에게서 사라지고 있고, 결혼 그 자체의 당위성에 대한 생각도 많이 사라졌다. 그러나 결혼과 무관한 동거, 결혼과 무관한 출산에 대해서는 여전히 부정적이고, 특히 이러한 생각은 여성에게서 두드러진다. 결혼은 할 수도 안 할 수도 있지만, 출산은 결혼관계에서만 이루어져야 한다(진미정, 2017)고 여기므로 결혼율과 출산율

1) 합계출산율이란 여성이 가임기간(15-49세)에 낳을 것으로 기대되는 평균 출생아 수를 말한다. 2015년 통계청 자료에 의하면 미국은 1.88명, 영국은 1.87명, 브라질은 1.77명으로 나타나 있다.

이 동시에 낮아질 수밖에 없는 상황에 이르렀다.

한국의 젊은 세대들은 출산을 하는 순간 자신의 이름보다는 '누구누구의 엄마와 아빠'로 살아가는 삶을 선택하는 데 있어 두려움이 많은 것 같다. 물론 누구누구의 엄마와 아빠로 살아가는 삶이 행복한 사람도 있고, 육아에 전념하며 살아가는 남성과 여성도 있지만, 다양한 이유로 출산을 기피하는 현상은 피할 수 없는 현실의 문제가 되고 있다.

한국 사회에서는 오랜 세월 동안 자녀 출산을 여성의 몫, 가정의 몫으로 돌리고, 육아와 가사노동의 가치에 대해 무관심했고, 여성들의 경제활동은 결혼과 출산 후 그대로 사장되어 왔다. 단절된 그들의 경력은 사회생활에 재도전하려 할 때 난관에 부딪혔다. 그것은 오로지 본인이 극복해 내야만 하는 것이 되었고, 이러한 배경에는 구조적 제도적 문제와 더불어 기혼 여성의 취업에 대한 사회의 부정적 인식 등이 자리하고 있었다. 기혼여성의 고용을 꺼리는 성차별적 노동시장에서 여성들은 질 낮은 일자리로밖에는 재취업이 안 되는 현실에 직면했다. 이러한 사회 현실이 여성들로 하여금 결혼과 출산, 자녀 양육을 기피하는 현상을 만들어 내게 된 것을 부정할 수 없다. 국가에서는 수많은 출산정책과 대책을 내세웠지만, 국민들의 인식을 전환시키고 나아가 결혼과 출산으로까지 이어질 수 있도록 하는 근본적 대책은 되지 못하고 있는 상황이다. 어떠한 정부도 완벽하고 시원스러운 정책을 내놓기는 쉽지 않을 것이다.

일하는 여성들에게 출산이 '새 생명의 탄생을 위한 숭고한 과업이며 기쁨과 삶의 중대한 책임'이라는 의식을 갖게 하는 것이 요원한 것인지도 모른다. 이를 뒷받침하는 것을 산전·후우울증에서 찾을 수 있다. 최근 산후

우울증[2] 환자가 15만 명에 이른다는 결과가 발표(청년의사, 2019.10.28. 기사)되었다. 주변에서도 산전후우울증을 겪는 임부들을 종종 보게 되는 것이 낯설지 않다. 직업 활동에서 역량을 발휘하던 여성이 결혼과 임신으로 인해 일을 놓고 태교와 출산을 겪으면서 경력단절, 사회로부터의 고립, 자신의 존재감 등에 대한 재 물음과 함께 그 이후 육아의 책임 등이 자신의 책임을 넘어 인생의 부담으로까지 확대되는 과정을 겪는다. 『82년생 김지영』 소설과 영화에 대해 공감과 비판이 함께 쏟아져 나온 한국 사회의 현실은 그만큼 결혼·임신·출산·육아에 관한 문제와 관심이 극대화되어 있음을 말한다. 개인의 삶과 미래 한국의 존속 문제라는 거대한 사회문제에 직면해 있는 것이다.

그런데 이런 시점에 '태교'란 무슨 말인가?라며 시대적으로 뒤떨어진 이야기를 왜 하려 하는가? 의구심을 가질 수 있다. 그럼에도 불구하고 세상에는 수많은 사람들이 자신의 삶의 방식을 선택하고 살아가고 있고, 누군가는 결혼을 생각하지도 못하지만 누군가는 결혼을 하고, 또 자녀를 낳고 살아간다. 선택은 당사자에게 달려 있는 것은 사실이다. 그런데 결혼 후 자녀를 낳아 키우려는 사람들은 결혼과 출산을 기피하는 사람들이 볼 때, 이해하기 어려울 정도로 임신과 태교, 출산, 양육에 온 정성을 기울이

2) 산후 우울증은 심할 경우 영아살해, 자살 등 극단적 선택으로 이어질 수 있으므로 각별한 주의가 필요하다고 보고 있다. 실제 2017년 11월에는 산후 우울증을 앓던 30대 여성이 생후 100일 된 딸을 목 졸라 살해한 사례도 있다. 인구보건복지협회에 따르면 기혼 여성 3명 중 1명은 산후 우울증으로 자살충동을 느꼈다고 보고되어 있다. 건강보험심사평가원은 산후 우울증 유병률 추정치를 산모의 약 10~15%로 보고 있다. 그러나 상담치료를 받는 경우는 매우 낮아 2.3%에 불과하다고 알려져 있다.

며, 집중한다. 개인이 결혼을 하거나 출산을 하거나 또는 하지 않거나 어떤 선택을 하든지 누구도 서로를 비난하지는 않는다. 이러한 상황을 모두 자연스럽게 받아들인다. 그것은 개인이 선택한 라이프 스타일과 삶의 방식을 서로 존중하기 때문이다. 이렇게 서로의 선택을 인정할 수 있는 분위기가 조성되었다는 것만이라도 우리 사회가 성숙한 사회로 가고 있는 것은 분명하다.

과거에는 결혼을 하지 않으면, '왜 결혼을 하지 않느냐? 결혼 못할 결함이 있는 건 아니냐?' 등의 이야기를 들었고, 결혼을 하고 나서도 아이를 낳지 않으면, '왜 아이를 낳지 않느냐', '부부 중에 누가 문제가 있나' 등 주변 사람들과 가족들이 보이는 사적인 질문과 반응 때문에 스트레스를 받았다. 우리 사회에서 결혼과 출산은 반드시 해야만 하는 삶의 필수로 생각했던 사회적 분위기 때문이었다. 여러 이유로 결혼을 하지 않거나 아이를 갖지 않은 가정에 대해 색안경을 쓰고 바라보았던 시대도 있었다.

부모들은 왜 출산을 하려 할까?

오늘날 출산을 기피하는 사회에서 살아가고 있음에도 불구하고, 부모들은 왜 출산을 하려 할까? 자녀가치관에 대한 의식조사(김한곤·서정연, 2012)를 보면, 부모가 되는 것은 인생에서 가치 있는 일이며, 자녀는 부부관계를 더 굳건히 해 주고, 자녀가 있는 사람은 노년에 덜 외롭고 경제적으로 도움을 받을 수 있다는 생각이 많았고, 결혼과 자녀에 대한 가치관이 긍정적일수록 결혼과 출산에 대한 의지가 강하게 나타났다. 그러나 저출산 시기에 자녀에 대한 인식과 출산의 관계는 반전되었다. 부모는 자녀를 낳아 키우면서, 자신들의 노후에 자녀가 경제적으로 도움을 주면서 부양해 줄 것이라는 생각은 많이 하지 않는다는 점이다.

최근 통계청 자료(2016)를 보면, 부모의 생활비를 '부모 스스로 해결'하는 비율은 52.6%로 2년 전에 비해 2.4% 증가하였고, 계속 증가하는 추세에 있다. 부모 부양은 '가족과 정부, 사회'가 함께 책임져야 한다고 생각하고 있고, 부모의 노후를 '가족'이 돌봐야 한다는 생각은 지속적으로 감소하고 있다.

그럼에도 불구하고, 자녀를 낳아 잘 키우고자 하는 부모의 노력은 그 어떤 시기보다도 중요하게 여겨지고 있고, 부모들은 최선을 다해 자녀 양육을 위해 적극적으로 노력하고 투자한다. 적게 낳는 아이를 위해 노력하는 부모들은 모두가 '공주이고 왕자'인 아이들을 키워낸다. 이는 태교의 과정에서도 잘 나타나고 있다. 더 나아가 기이할 정도로 커지는 사교육시장은 한국 사회가 겪고 있는 또 다른 모습이다.

태교와 출산은 어떤 의미가 있는 것인가?

태교(胎敎, prenatal educational care)란 임산부가 태아에게 좋은 영향을 주기 위하여 인격적인 존재로 대우하면서 언어, 행동, 몸가짐 등을 조심하는 태중 교육을 뜻한다. 즉 태교는 부모가 되고자 하는 이들의 책무인 것이다. 특히 생명존중 사상을 바탕으로 태중 아기의 존재가치를 귀하게 여겼던 과거에는 더욱 태교에 힘을 써 왔다. 의료기술이 크게 발달되지 않았던 당시에 영아사망률도 높았을 뿐만 아니라, 유산과 출산 시 사망 등도 빈번했기 때문일 것이다. 그래서 우리나라에서는 출생과 동시에 한 살로 셈하며, 태아 때부터 이미 생(生)이 시작되었음을 수용해 왔다. 한국일생의례사전(2016)에 의하면 자녀 출산을 전후하여 이루어지는 기자행위나 금기, 태교, 해산, 태 처리 등 임신과 출산의 과정에서 행하게 되는 여러 가지 의례를 출산의례라고 명명하고 있다. 출산의례에는 산모와 자녀가 모두 건강하고 안전하게 출생과정을 잘 겪어 내기를 기원하는 의미가 담겨 있다.

아기를 잉태하고 출산하는 것은 인간의 삶에서 매우 신비롭고 고귀한 경험이다. 이 과정을 통해서 아기를 출산한 이들은 성인으로서 부모로서의 정체성과 새로운 삶의 자세를 갖추게 된다. 관련 연구(황지애 · 김성재 · 김규수, 2016)에 의하면 영아기 첫 자녀를 둔 어머니들은 '어머니 됨'의 의미를 다음과 같이 표현하였다. '새로운 성정체성 : 엄마라는 자각', '내면적인 성숙 : 엄마라는 책임감', '정서적 성숙 : 관계를 통한 공감'으로 나타내었다. 최근에 이루어진 여대생의 부모 됨의 동기에 대한 연구(김선주, 2018)에서는 대학생들은 결혼가치관과 출산에 대한 의지는 낮게 나타났지만, 자녀 양육 책임은 부모에게 동일하다고 생각하고 있었고, 부모 됨의 동기는 혈연 유대적 동기가 가장 많았고, 정서적 동기가 그 다음 순으로 나타났다. 한편 또 다른 연구(이윤정, 2015)에서는 대학생들이 부모 됨의 동기로 정서적 동기가 가장 높게 나타났고, 부모 됨의 대가보다 부모 됨의 보상을 더 높게 인지하고 있는 것으로 나타났다. 즉 자녀를 낳는 부모는 모두 태교와 양육의 책무가 있음을 인식하고 있고, 그 기저에는 자녀를 통한 정서적 안정과 행복을 경험하고 싶은 바가 내재되어 있음을 짐작할 수 있다. 이외에도 많은 연구와 보고를 통해서 태교와 출산의 가치, 부모 됨의 의미 등을 찾아볼 수 있다. 한편 한국과 중국 대학생들의 태교 인식에 관한 연구(장하, 2011)를 보면 국적과 성별에 따라 태교 주체와 태교 지식에 대한 인식의 차이가 나타났다. 한국 대학생의 경우 임산부, 부부, 가족이 함께 주체가 되는 태교가 가장 중요하다고 인식하고 있는 반면, 중국 대학생의 경우는 부부가 가장 중요한 태교 주체라고 인식하였다. 또한 태교 지식에 대한 인식은 한국 대학생이 중국 대학생보다 더 높은 것으로 나타났다. 그리고 한국 여자 대학생들은 태교의 주체로 '사회'도 포함되어야 한다는 생각을 하는 것으로 나타나 중국 학생과는 차이를 보였다.

흥미로운 연구 중에 하나는 임부가 등장한 17권의 그림책에 담긴 글과 내용에 대해 태교 내용을 분석한 연구(심향분 · 오연주, 2015)가 있다. 그 연구에서는 신체적 건강을 돌보는 일상생활 태교 내용보다는 정서적 차원에서 태아와 교감하는 내용을 담고 있었는데, '설레임', '기다림', '부모로서의 준비', '교육의 시작' 등을 다루고 있는 것으로 그림책이 임부들의 마음을 헤아릴 수 있는 기회를 제공한다고 분석하였다.

태교의 필요성 인식에 관한 연구(이정란, 2015)를 보면 미혼과 기혼 모두 태교의 필요성을 인식하고 있고, 태교의 영향에 대하여 긍정적으로 생각하는 것으로 나타났다. 한편 태교에 대한 인식은 높은 데 비하여 태교를 잘 실천하지는 못하는 것으로 나타났다. 태교에 대한 인식수준이 높을수록 태교를 실천하는 정도는 높고(박세빈, 2014), 부모역할 인식이 태교 실천에 영향력을 가지는 것(문지애, 2014)으로 보고되어 있다.

우리 한국 사회에서는 이제 다문화가족도 보편적인 가족 형태가 되고 있다. 그러나 이들 다문화가족이 경험하는 자녀 출산에는 남다른 의미가 부여되는 것을 볼 수 있다. 베트남 결혼이주여성을 대상으로 '어머니 됨'의 의미를 연구한 것(최대희, 2015)을 보면, 이주여성에게 임신은 한국 사회에서 존재를 인정받는 일종의 관문으로 여겨진다고 하였다. 자신이 성장한 환경과는 다른 사회문화적 환경에서 자녀를 낳아 양육을 할 때 겪게 되는 갈등은 자신의 존재를 뒤흔들고 자신의 정체성을 돌아보게 하는 본질적인 영역으로 보았다. 즉 한국에서 어머니가 되면서 자신의 정체성을 점검하는 계기로 삼는다는 것이다. 이들은 어머니로서의 역할에 대한 책임감과 부담감, 죄책감을 보이기도 하지만, 자녀의 존재는 심리적 위안이자 한국 사회에서 살아가야 하는 이유를 확인시켜 주고, 고된 삶을 이겨내는 원동력(이유나, 2015)이 된다는 것이다.

출산하려는 부모들은 자신들이 기대하는 심신이 바르고 건강한 아기를 낳기 위해 많은 관심과 노력을 기울인다. 이는 시대나 나라를 초월하여 모든 부모들의 소망일 것이다. 오늘날 우리의 삶이 이어지고 있다는 것은 결혼과 임신, 출산에 대한 선호와는 관계없이 조상으로부터 이어진 그 신비한 생명의 영속을 결혼과 임신 출산 과정을 통하여 존속하고 있다는 점이다.

옛날부터 한국의 부모들은 자녀 출산에 큰 의미를 두어왔다. 특히 농경 중심의 전통사회에서 자녀 출산이란 가계를 계승하는 부부의 책임이며, 의무사항(주영애, 2018)이었다. 다남(多男)이 다복(多福)이라는 가치를 중요하게 여겼던 전통 농경사회에서 결혼과 자녀 출산, 그리고 부모가 된다는 것은 사람이라면 누구나 해야만 하는 당연한 도리였다. 결혼에 대한 정의에서도 이러한 내용을 잘 알 수 있다. 전통사회에서 결혼의 의미는 인륜지대사(人倫之大事)로 사랑하는 남녀의 개인적인 만남이라는 의미보다는 가문과 가문이 결합하여 새로운 공동체를 형성하고, 부모와 조상을 모시고, 자녀를 출산하여 가계를 계승하는 데에 의미를 두었다. 개인의 사랑과 행복의 초점이 결혼에 맞춰져 있지 않았고, 그것은 결혼관계에 들어가게 되면 자연스럽게 생기는 것이라 믿었던 것이다. 그러므로 심신이 건강하고 바른 아기를 낳기 위한 노력은 임신 전부터 시작되었을 뿐만 아니라, 임신 중에도 대단히 중요한 삶의 이유가 되었던 것이다. 실제로 임신 중 태교에 대한 과학적 효과 검증이 나타나기 이전부터 태교는 하나의 문화로서 우리 사회에 정착해 있었다. 즉 태교는 역사성을 갖고 있고, 학습되고 계승되어 왔으며, 우리 사회에서 보편성과 합리성을 확보하는 생활의 문화로서 특성을 담고 있다. 할머니로부터 어머니에게, 어머니로부터 딸에게 이어지는 태교에 대한 의식이나 방법, 금기사항 등은 무의식적으로 수용하고 받아들인다. 현대의 생활환경이 급변화하고 있고 고도의 지식집약산업 시대로 인공지능과 사이버환경이 보편화되고 있는 시점에도 논리적 근거와 타당성을 따지지 않고도 무의식적으로 순응하는 삶의 태도로 이어지고 있는 부분이 존재한다. 그것이 바로 생활문화가 된 것이다.

최근에 이루어진 연구에서도 임신과 출산, 부모 됨에 대한 인식을 일깨우는 내용들을 종종 접하게 된다. 임신기 부모교육에 참여한 부부를 대상으로 조사된 부모 됨에 대한 연구(강수경 · 김경숙 · 정미라, 2017)에서는 예비 부모들은 부모로서의 역할과 책임을 느끼고 자녀를 잘 기르는 것에 대해 고민하고 있음을 알 수 있다. 그리고 자녀 양육에 대한 실천의지와 자신감이 커지며, 아이와 자신은 다른 인격체임을 깨닫게 되었고, 배우자와의 소통과 협력이 증진된 결과를 보였다. 청소년을 대상으로 예비부모 교육 효과성을 검증한 연구(전미경 외 4인, 2017)를 보아도, '자기 이해를 통한 부모 됨의 준비교육'에 있어서 자아존중감 인식의 변화가 있음을 밝혔다. 그리고 중등 여교사들이 엄마 됨의 경험을 연구한 자료(최형미・김한별, 2016)에서는 엄마들은 교직 경험과 엄마 됨의 경험이 한 개인의 삶에서 함께 요구되는 서로 다른 역할의 수행과정이지만, 서로 분리되어 경험되기보다는 호혜적으로 작용함으로써 교사로서 성장과 엄마로서 성장 모두에 밀접하게 관련되어 있다고 하였다. 엄마 됨의 경험이 교사들의 성장과 발달에 근간이 됨을 보여주었다.

한국 사회에서 아버지로서의 삶도 쉽지 않다. 무자녀 기혼남성의 출산을 연기하는 배경과 자녀에 대한 태도(성미애・최연실・이재림, 2015)에 대한 연구에서는 경제적 문제나 주거 등 안정된 생활 기반의 부족함과 부모로서의 책임에 대한 부담감 때문에 출산을 연기하는 것으로 나타났다. 그럼에도 불구하고 자녀는 당연히 가져야 한다는 보편적 자녀 출산관을 갖고 있고, 긍정적인 태도를 보였으며, 자신의 부모가 조부모 됨과 연결된다는 자녀로서의 태도 등을 인식하고 있는 결과를 보였다. 아버지가 된다는 것은 인생에 있어서 큰 선물임에는 분명하지만, 선택과 삶의 태도를 돌아보게 하는 순간을 마주하게 되는 것이 현실이다. 한편 아버지 됨에 대한 체험 연구(김혜선, 2005)에 따르면 자녀가 태어남과 동시에 남성들은 '아버지로 취급받는 생활이 시작되고, 끝이 없는 고통의 실체를 목격함이라든지, 가정의 중심에서 벗어나게 됨, 아이가 자신을 아버지로 알아보는 것 같음, 아버지로서의 각오가 생김' 등을 느낀 것으로 나타났다. 또 다른 연구(양소남, 2013)에서는 아버지들은 바람직한 아버지 상에 대한 인식과 실제적인 역할 수행의 불일치를 경험하고 생계부양자와 돌봄 제공자 역할 수행으로 인하여 긴장을 느끼며, 자녀에 대한 헌신과 직업적 성취욕구 간의 갈등을 경험하고 있었다. 이러한 갈등은 점진적으로 가족 의사소통과 정에서 소외라는 결과를 가져왔다고 보았다. 남편들은 아내의 임신기간 동안 아버지로서 인식해 가는 과정을 거치며, 태교에 동참하고, 자신이 갖고 있던 부모에 대한 인식이 변화하고, 아내와 주변 사람들과의 관계 변화도 겪으며, 직업인으로서의 정체감에도 변화가 생기는 등 부성 경험(황정해 · 백경임, 2004)을 하는 것으로 나타났다. 또 다른 연구(김영두 · 이대균, 2011)에서도 임신기에는 기쁨과 감사를 느끼고, 태교에 동참했으며, 출산 시에는 두려움, 기대감과 천재일우[3]의 만남을 느꼈다고 한다. 그리고 양육기에는 막연함과 부담, 그리고 훌륭한 아빠 되기에 대한 각오를 느끼게 된다고 하였다.

사회복지적인 관점에서 이루어진 출산과 육아가치관 재조명을 시도한 연구(김동훈, 2018)에서는 부모 됨에 대한 긍정적 가치전달과 확산이 필요하다고 보았고 나아가 부모교육 의무화, 자녀 양육 및 가사의 공평한 분담의식 확산 노력, 다양한 가족에 대한 사회적 인정의 필요성이 육아문화

---

3) 천재일우(千載一遇)란 고사성어로 천년 동안 단 한 번 만난다는 뜻으로, 좀처럼 만나기 어려운 좋은 기회를 이르는 말이다. 만세일기(萬歲一期), 천재일시(千載一時), 천재일회(千載一會), 천세일시(千歲一時)라고도 한다.

를 개선하기 위한 방안으로 제안되었다.

부모는 아기를 출산함으로써 개인과 부부 중심의 삶에서 자신과 부부, 그리고 자녀를 중심으로 한 확산적인 삶을 살아가게 된다. 그러한 확산적 삶을 준비하는 첫걸음이 바로 태교이며, 이에 대한 책무는 부모가 되고자 하는 사람들이라면 반드시 준비하고 겪어야 하는 과정이다. 요즈음에는 부모 됨의 긍정적 가치보다는 개인적 삶의 행복과 선택에 집중하는 현실이지만, 부모 되기를 희망한다면, 지속 가능한 한국 사회의 미래를 고민해 보면서 '태교'의 첫걸음을 시작해야 하고, 자기 중심의 삶에서 벗어나 보다 확산적 삶을 준비해 나가야 한다. 개인들은 필요한 경우 혼인 전부터 태교에 관한 교육이나 예비부모교육 등에 관심을 가져야 할 필요가 있으며, 사회에서는 자녀를 잘 키우고자 하는 부모들이 당면한 어려움을 해결할 수 있도록 그 책임을 나누어 실천해야 한다. 오늘날이야 말로 부모로서의 책임과 더불어 사회적인 관심과 제도적 장치를 마련하는 등 태교에 대해 다시금 생각해야만 하는 때이다.

2. 부성 태교와 모성 태교, 가족 태교

태교는 임부 혼자서 하는 것이 아니다.

태교는 일반적으로 임부의 태중 교육(胎中教育)이라는 의미로 받아들여진다. 태중이라 함은 공간과 시간을 동시에 담고 있는 개념으로 모태에서 이루어지는 혹은 모태에 있는 동안 이루어지는 교육(김병희, 2012)으로 받아들여지고 있다. 즉 태교는 임부가 하는 것이라고 여기는 경우가 많다. 그러나 최근 여성의 사회참여가 일반화되고 결혼과 임신 출산, 자녀 양육이 더 이상 여성의 책임 영역이라고 생각하지 않는 시대가 되었다. 사회활동을 하던 여성들은 자녀 출산이 자신의 경력단절을 만드는 부정적인 것 일 수도 있다는 생각을 떨치지 못하고, 임신 중에 일을 하지 않는 것으로 인해 우울증을 앓기도 한다. 이러한 상황에까지 이르게 된 사회 구조를 생각해 보건데, 임신・출산・육아가 더 이상 여성의 책임만으로 돌리기에는 무리가 따르고 있다. 따라서 임신과 태교, 출산과 양육 과정 모두에서 아버지의 책임과 참여가 더 없이 중요해지기 시작했다. 실제로 태교는 임부에게는 사회적・심리적・정서적・경제적 스트레스를 유발시키는 일생일대의 중요한 사건이며, 새 생명을 탄생시키기 위한 가장 위대하고 숭고한 과정이기도 하다. 그러나 첫 임신과 태교에 접하게 되는 임부나 그 배우자들은 임부들이 겪는 신체적 정신적 변화에 대한 경험과 지식의 부족으로 매우 두려워하며 힘겨워하는 경우가 일반적이다.

과거에 부모나 조부모와 함께 생활했을 때에는 어른들이 임신을 시작으로 변화하는 상황에 대하여 어른들이 지혜로운 대처 방법을 곁에서 가르쳐 주고 이끌어 주었지만, 오늘날은 곁에서 지도해 주는 부모나 조부모가 동거하지도 않고, 이웃에 거주하는 경우도 적으며, 부부가 독립적으로 모든 상황을 직접 겪으면서 이겨내는 사례가 많아지고 있다. 오늘날에도 태교가 중요하다는 사회적 인식은 유지되고 있지만 그 내용과 실천 방법은 크게 변화하고 있다. 출산 경험이 있는 여성은 어떤 형태로든 83%가 태교를 했고, 인성발달, 신체건강발달, 교감발달, 심성발달, 지성발달 등을 실천하는 것(안기주, 2001)으로 나타난 연구 결과도 있다.

인터넷과 모바일을 통해서 수많은 정보와 지식이 넘쳐 나고, 원하면 얼마든지 정보를 활용할 수 있는 시대에 살고 있지만 실제로 아기를 잉태한 부부가 겪게 되는 상황은 이러한 정보를 이용한다고 모두 해결되는 것은 아니므로 난처할 수밖에 없다. 현대 의학이 발달하고 과학기술이 눈부시게 발달하여 태내발달에 관한 수많은 지식과 정보를 제공하고 있다. 그렇지만 한편으로 태교에 대해서는 무분별하고 검증되지 않은 온라인 정보가 넘쳐나고 있는 것도 사실이다. 통제되지 않은 정보와 거짓정보도 무시할 수 없이 통용되고 있고, 임신・출산과 관련된 기업에서는 태교를 하나의 마케팅 수단으로 이용하는 경우도 많아지고 있다. 다만, 임부들에게는 태교를 위한 신뢰할 수 있는 좋은 교육적 정보와 기업에서 주최하는 뜻 있는 강연과 행사, 물품 제공 등을 검토하여 임부와 배우자, 가족들이 잘 선별하고 활용하는 합리적인 선택과 판단이 더 중요해진 시기이다.

임부와 배우자, 가족이 모두 참여하여 함께 하는 것이 올바른 태교라 할 수 있다. 출산은 생존과 직결되는 인류의 보편적인 행위이므로 민족이나 민속 집단마다 출산을 둘러싼 여러 가지 관습을 만들어 왔다. 그러므로 힘든 출산의 과정까지 이겨내고 건강한 아기를 낳기 위한 태교는 더없이 중요하게 여겨졌다. 한국에서는 과거에 산전 풍속으로 다양한 기자행위와 태몽, 금기, 안산기원 등이 있었다.

기자(祈子)행위란 자식을 얻기 위해 치르는 모든 의례를 말하는데, 기자신앙 또는 기자행위, 기자의례 등으로 불리어졌다. 자녀의 무병장수와 부귀영화를 기원하는 마음이 기자행위로 이어졌다고 할 수 있다. 대표적인 기자행위는 자연과 산천에 제사를 지내고, 기암괴석과 기자암 등에 치성을 드리는 것이다. 기자행위에 관련한 기록은 『삼국유사』나 『동국세시기』 등 여러 고문헌에서 찾아볼 수 있다. 한편 주술적인 기자행위로 부적을 방에 붙이거나 몸에 지니고 다니기도 했고, 기자도끼를 차고 다니기도 했다. 기자 도끼는 여자의 자궁을 쪼개 주어 출산을 가능하게 해준다고 여겼으며, 상류층 부인들은 은도끼를 차고 다니기도 했다(한국일생의례자료집, 탄생과 성장)고 한다. 이는 모두 아기를 낳기 위한 정성스런 기원을 담은 행위이며 기복적인 것이었다. 이러한 활동은 일면 미신적인 행위라 여겨지지만 우리의 생활문화로 이어져 왔던 것이었고, 그 뜻은 오직 건강한 아기를 낳기 위한 부모와 조부모의 간절한 기원이었다는 점에 의미를 둘 필요가 있다.

한편 태몽(胎夢)에 대한 관심도 여전히 존재하고 있다. 『해동명신록』의 기록을 보면, 선조들의 태몽에 대한 기록을 볼 수 있다. 이 중 유명하게 알려진 태몽은 율곡 이이의 어머니인 신사임당의 태몽이다. 율곡의 어머니인 사임당은 검은 용이 바다에서 집으로 날아 들어오는 태몽을 꾸었고, 그 이유로 율곡의 어릴 적 이름을 현룡(玄龍)이라 하였다 한다. 이 산실(産室)은 몽룡실이라 하여 보존되고 있다. 그리고 정몽주의 경우 어머니 이씨가 임신 중 꿈에 안고 있던 난초 화분이 땅에 떨어지므로 놀라 잠을 깨었다, 그리고 공을 낳았다라는 내용이 있다. 그리고 『삼국사기』에는 김유신의 태몽에 대한 기록도 있다. 김유신의 아버지는 화성과 토성별이 자기에게 내려와 떨어지는 꿈을 꾸었고, 김유신의 어머니도 한 동자가 금빛 갑옷을 입고 구름을 타고 하늘에서 내려와서 집안으로 들어오는 꿈을 꾸고 임신하였다고 한다. 태몽은 아기를 갖게 되는 잉태에 관한 여러 가지 조짐을 알려준다는 꿈을 말한다. 꿈을 중심으로 태아가 남아인지 여아인지를 구별하기도 하고, 태어날 아기의 장래나 운명을 풀이하기도 한다.

과거 태몽담 전승에서 두드러지게 나타나는 특징은 대부분 아들인지 딸인지를 말하는 문제로 귀결되어 왔다. 한 연구(박상란, 2011)에 의하면 과거 길몽이라 함은 바로 아들 꿈을 가리켰다고 한다. 남아를 선호했던 시대상이 반영된 것이었다.

태몽은 임부만 꾸는 것이 아니라 배우자나 부모, 조부모, 가족 친척, 가깝게 지내는 사람들이 꿈을 꿀 때도 있다. 태몽에 관한 습속은 민간신앙의 하나이지만, 아직도 전승되면서 많은 사람들이 관심을 갖고 태몽을 풀이한다. 이는 태중 아기의 건강한 심신과 앞날의 평안을 기원하는 행위와 마음으로 이어가고 있다.

우리나라의 태교는 중국의 영향을 받았다. 그러나 우리나라 태교론과 중국의 태교론은 다소 차이가 있다. 중국 태교론은 유교와 불교, 도교 등의 영향을 받으며 의학적 차원의 태교론으로 발전하였지만, 한국 태교론은 유가적 태교론을 중심으로 발전하여 도덕본위적이며, 교육본위적인 성격을 담고 있다.

부성 태교란 태어날 자녀의 아버지로서 해야 하는 태교이다.

과거에 아버지로서 해야 하는 부성 태교를 강조한 기록은 사주당 이씨의 『태교신기』를 통해서 찾아볼 수 있다. 『태교신기』에는 어머니로서의 태교도 강조했지만, 그 이전에 생명의 근원이 되는 아버지의 태교가 무엇보다 중요함을 언급하고 있다. 이것은 임부 혼자서 태교를 하는 것이 아니라 태아를 위해서는 아버지의 노력이 앞서야 함을 강조한 것이었다.

아버지의 하룻밤의 역할이 어머니의 열 달 동안 역할과 스승의 10년 동안 역할에 못지않게 중요하다고 하였다. 이러한 가르침을 제시한 것은 심신이 건강하고 반듯한 아기를 낳기 위해서는 우선적으로 아버지로서 바른 심신을 갖도록 신경을 써야 하고, 건강에 유의하면서 음주도 피하고, 음양의 이치를 살펴서 좋은 날을 택하여 아기를 갖도록 해야 한다는 것을 말하기 위함이었다. 뿐만 아니라 임부가 태교를 하는 임신기간 동안에 아버지는 정조를 지키고, 태어날 아기를 위해서도 바람직한 언행을 해야 함을 뜻한 것이기도 하다. 이러한 부성 태교의 가르침은 오늘날에도 의미 있게 받아들여야 할 내용이다. 그리고 『동의보감』에는 건강하고 똑똑한 아기를 낳기 위해서는 천기(天氣), 지기(地氣), 심기(心氣)를 해치면서 성교를 하면 태아에게 부정적인 영향을 끼쳐 좋지 않다고 하였다. 이러한 내용은 부성 태교에서 지켜야 할 바로 보았다.

→ 동의보감　　부성 태교에서 지켜야 할 것들

- **성생활을 피해야 할 날들**
  비바람이 심하고 안개가 자욱하거나, 몹시 춥거나 더운 날, 번개와 천둥 벼락이 치는 날, 날씨가 흐려서 캄캄할 때 등
- **성생활을 피해야 할 곳들**
  사당이나, 절간, 우물, 부엌, 화장실, 무덤 등
- **임신 중 성품과 행실이 나쁘고 험악하게 하지 않기**

전통사회에서의 부성 태교는 성교육과 교양교육을 겸한 내용이었다. 남성들은 집안과 자녀를 위해서 아버지로서의 도리를 다하기 위해 그리고 누구나 아버지가 된다는 것을 전제하여 교육을 받아왔다. 그 내용은 성교육과 합방 시 금기사항, 성태후의 금욕과 근신생활, 치성 드리기[4] 등이었다. 오늘날 태교는 시대의 변화, 생활환경의 변화로 전통적인 태교와는 많이 달라졌지만, 그 의미와 절제, 조심하는 태도를 지켜야 한다는 기본적인 것은 전통과 현대가 다르다고 할 수 없다.

부성 태교는 건강하고 심성이 바른 자녀를 출산하고 건강하게 자녀를 양육하는 데에 기본 바탕이 되는 것이며, 인간 교육의 첫 단계로 인식되어야 한다. 즉 백년대계를 위한 교육적 책무가 부모의 태교로부터 시작된다는 점을 강조하는 것이다. 아버지로서의 책임은 결코 소홀히 할 수 없는

4) 치성을 드린다는 것은 특정 대상에 대해 신앙 차원에서 정성을 들여 기원하는 행위를 가리키는 말이다. 민간 신앙적 의례를 말한다. 모든 소원을 이루고자 신에게 제물을 받치고 비는 것이거나 절(배례)을 하는 것이다. 자식을 얻고자 산신에게 비는 것을 '산치성'이라 하며 100일간 하는 것을 '100일 치성'이라고도 한다. '지성이면 감천'이라는 속담이 있지만 이러한 '정성을 다하는 의례'가 치성이라고 할 수 있다.

것이며, 생명의 근원이 된다는 것을 잊어서는 안 될 것이다.

모성 태교란 태어날 자녀의 어머니로서 해야 하는 태교이다.

태교는 임부가 태중의 아기를 인간으로 형성, 발달시키기 위한 교육적 노력이므로 특히 모성 태교를 강조한다. 자녀를 잉태한 임부는 10달 동안 태아와 함께 지내며, 출산 때까지 자신의 건강은 물론이고 아기를 위해서도 심신을 바르게 관리해야만 한다. 임신 중에는 임부에게 신체적 변화뿐만 아니라 정서적 변화와 정신적 변화가 생기며, 입덧과 체중의 증가 등 예측하지 못하고 경험하지 못했던 여러 가지 변화들이 찾아온다. 이 과정에서 임부가 태아를 위해 자기관리를 충실히 해야 하는 것이 바로 모성 태교다.

모성 태교에 대한 내용은 『태교신기』에 잘 표현되어 있다. 태교신기 서문에는 이러한 글이 있다. '무릇 태란 천지의 시작이요, 음양의 근본이며, 조화의 원동력이요, 만물을 담는 그릇이다.' 태아를 갖는 것이 음양의 이치이고, 모든 만물의 시작이라고 보았던 것이다. 즉 새로운 세상을 열어가는 시발점이 되는 것이 바로 태에 있음을 말한다.

한편 아기를 잉태한 어머니는 언어와 행동에 주의를 해야 하며, 음식을 절제하고, 의복을 바르게 착용해야 한다. 나아가 심리적인 안정을 가질 수 있도록 노력해야 하는데 『옥방비결』에는 다음과 같이 표현되어 있다. 건강하고 총명한 자녀를 얻기 위한 어머니로서의 소망은 어머니의 태교에 달려 있다는 점을 강조한 것이다.

→ 옥방비결 **총명한 자녀를 얻기 위한 어머니의 태교**

무릇 임신한 이후에는 모름지기 선한 일을 하고 악한 것을 보지 않으며, 나쁜 말을 듣지 말고, 어여쁜 생각만 가지고, 저주하지 말며, 욕하지 말고, 놀라거나 두려워하지 않으면서 과로하지 말아야 한다. 함부로 말하지 말고, 근심하거나 시름하지 말며, 차갑거나 시고, 미끄럽고 뜨거운 음식을 먹지 말아야 한다. 마차나 말을 타지 않고, 높은데 올라가지 않으며, 깊은 곳에도 가지 말고, 비탈진 곳을 내려가지 말며, 급히 가지 않으며, 급하게 옷을 입거나 음식을 먹어서는 아니 되고 침이나 뜸을 뜨지 말라. 이러한 모든 것들이 마음을 단정히 하고 생각을 바로 하고자 함이니, 이로써 항상 경전을 들은 남녀는 지혜가 총명하며, 충성되고 진실 되고 곧고 어질지니, 이것이 소위 태교니라.

태교를 교육의 관점에서 볼 때, 태교는 하나의 청각교수법으로 이루어지는 교육적 위상을 갖고 있다(김병희, 2012)고 한다. 옛 어른들은 임신한 여성들에게 말조심하라는 훈계를 하실 때 '뱃속에 아이가 다 듣는단다. 말조심해라.'라고 말씀하시기도 했다. 최근 들어 태아와의 대화를 하는 태담이나 태교 음악 등에 관심이 모아지는 이유도 모두 태교는 청각교수법의 하나로 교육적 의미가 담겨 있음을 뜻하는 것이다.

가족 태교란 태어날 자녀의 조부모와 가족들도 함께하는 태교이다.

요즈음과 같이 자녀 출산이 드문 시기에는 가족들이 '가족 태교'에 관심을 가지는 것은 당연하다. 오늘날에는 결혼한 자녀에게 '아이를 낳아야 하지 않겠니?'라고 묻는 부모는 거의 없을 정도다. '부모가 되는 것은 그들이 알아서 하겠지요.'라고 말하는 부모가 대부분이다. 부모 됨에 대하여 '의무이니 결혼하면 당연히 아기를 가져야 한다.'는 것을 강요하거나 독촉

하지 않는다. 혹자는 그것을 자연의 이치를 따르지 않는 것이며, 우주만물의 운행을 거역하는 것이니 걱정스럽다고 비판하기도 한다. 그리고 다른 한편으로는 '아이를 출산하면 다행이고, 낳지 않겠다고 하면 어찌 하겠는가'라고 하며 '마음으로는 손주를 기다리지만 자손들이 하는 대로 따른다.'는 연세 드신 분도 흔히 보게 된다.

태어날 아기의 부모는 물론이고, 곁에 있는 가족들이 임부가 정서적인 안정을 취할 수 있도록 도와야 한다. 우리나라 속담에 '임신세도'라는 말이 있다. 이 말은 임부를 보호해야 한다는 뜻을 담고 있다. 임부는 '세도가[5]를 대우하는 것 이상으로 귀하게 잘 모셔야 한다'는 뜻으로 해석된다. 즉 임부를 보호하는 것은 태중의 생명을 보호하는 것과 같으므로, 잘 살펴야 한다는 말이다. 가능하면 바른 자리에 먼저 앉게 하고, 우선적으로 좋은 음식을 골라서 전해주고 상하거나 모양이 좋지 않은 음식은 먹지 않도록 피하도록 해야 하며, 옷차림은 단정하고 태아를 보호할 수 있도록 편안하고 보온이 잘되는 옷차림으로 살펴주어야 한다는 것을 강조한다.

5) 사전적인 의미에서 세도가(勢道家)란 정치상의 권세를 휘두르는 사람 또는 그런 집안을 말한다. 유의어로 권문세가, 세력가, 권력자가 있다. 이 용어가 나온 배경에는 조선시대 왕의 신임과 위임을 받아 정권을 잡은 특정인과 추종세력에 의해 이루어졌던 정치형태를 세도정치(勢道政治)라고 했던 것과 관계가 있다. 원래 세도정치란 조광조(1482-1519)가 도학의 원리를 정치사상으로 심화시키면서 주창한 것으로 사림파가 표방했던 원리였지만 이것이 변질되면서 전혀 다른 의미를 갖게 되었다. 즉 사림정치가 지향했던 본래 세도(世道)와는 본질적으로 다른 세도(勢道)로 바뀌게 되었다고 되어 있다.

가족 태교의 중요성에 대해 언급된 내용은 『태교신기』에서 찾아볼 수 있는데 선조들의 지혜로움을 엿볼 수 있다. 근주자적근묵자흑(近朱者赤近墨者黑)[6]이라는 말이 있듯이 벗과 오래 함께 있을 때도 그의 사람됨을 배우게 되는데, 하물며 자식이 태아 때부터 어머니 뱃속에서 성장하며 영향을 받는 것은 당연한 것이므로, 임부의 주변에는 항상 선한 사람을 두어 그의 거동을 돕고, 마음을 기쁘게 해야 한다고 말하고 있다. 이러한 내용은 임부와 가족들에게 일깨우도록 제시한 매우 지혜로운 가르침이다.

➔ 태교신기　　가족 태교의 중요성

태아를 기르는 사람뿐만이 아니라 온 집안 사람이 항상 거동을 조심해야 한다. 임신부가 함부로 분한 일을 듣게 해서는 안 되니 성낼까 두려워함이요, 함부로 흉한 일을 듣게 해서도 안 되니 두려워할까 걱정되기 때문이며, 함부로 난처한 일을 들려주면 안 되니 그로써 근심할까 두려워함이요, 함부로 급한 일을 들려주어도 안 되니 그로써 놀랄까 걱정해서이다. 성 내면 그 자식의 피가 병들고, 두려워하면 자식의 정신이 병들고, 근심하면 자식의 기가 병들고, 놀라면 자식이 전간이 들게 되니라.

임부를 갑자기 놀라게 하거나 슬픔과 두려움, 우울, 분노와 충격 등 갑자기 발생한 환경변화에 직면하지 않도록 주변에서 가족들이 살펴주어야 한다는 것이다. 임부가 스스로의 심신관리도 힘든 상황인데 주변 가족이 주는 스트레스나 어려움이 더해진다면 태교를 잘 해내기가 더욱 어렵기

---

6) 붉은색을 가까이 하는 사람은 붉게 물들고 검은색을 가까이 하는 사람은 검게 물든다. 착한 사람과 사귀면 착해지고, 악한 사람과 사귀면 악해짐을 비유한 말이다.

때문이다. 특히 요즈음 직업 활동을 하는 여성들이 임신을 했을 때는 작업 환경에서 오는 업무의 과중함이나 스트레스도 태교를 하는 데에 무리가 될 수 있다. 임신부를 위한 가족들의 관심뿐만 아니라 직장동료, 친구, 나아가 사회적 관심도 필요하다. 『태교신기』에는 가족과 주변 사람들이 임부를 대하는 태도에 대해서도 강조한 것을 볼 수 있다.

제2장

태교에 관한 기록들

제2장
태교에 관한 기록들

우리나라는 중국의 영향을 많이 받아왔고, 태교 역시 중국의 문헌을 통해서 살펴볼 수 있다. 우리나라에서 태교와 관련된 내용이 담겨 있는 기록은 『고려사』와 정몽주의 어머니 이씨가 쓴 『태중훈문』 일부가 전한다. 그 외 대부분은 조선시대에 쓰인 기록이다. 여기서는 이들 태교 문헌을 살펴보기로 한다.

태교에 관한 우리나라의 대표적인 기록은 조선 초 『내훈』에서부터 『동의보감』, 『태교신기』, 『계녀서』, 『규합총서』, 『사소절』, 『부모은중경』 등에서 찾아볼 수 있다. 이외에 『소학』이나 『성학집요』 등에서도 열녀전을 인용한 글을 찾을 수 있다. 본서에서는 조선시대에 집필된 태교에 관한 몇 가지 글들을 〈표 2-1〉에 제시한 책을 중심으로 살펴보고자 한다.

| 표 2-1 | 태교가 기록된 문헌

서명	저자	연대	내용
내훈	소혜왕후 한씨	1450년	중국의 열녀전의 내용과 유사하며 태아를 가지면 잠을 자도 옆으로 기울이지 않으며 앉을 땐 바르게 앉고 나쁜 것은 보지 않으며 음탕한 소리를 듣지 않고 밤이 되면 시를 외우며 바른 일만 하여야 한다고 되어 있다.
부모 은중경	불교경전	1553년	어머니 품에 품고 지켜 주는 10가지의 은혜를 설명하는 가운데에 태교를 언급하고 있다.
동의보감	허준	1610년	임신 전에 부부가 지켜야 할 사항을 설명하고 있다. 태교를 위한 건강관리 등 의학적 관점에서 제시하고 있다.
계녀서	송시열	1660년	어머니로서 자녀교육에 힘써야 하므로 임신하였을 때 몸을 단정히 가지면 자식이 자연히 단정해진다고 하고 있다.
사소절	이덕무	1775년	임부의 몸가짐과 언행, 음식을 주의하도록 제시되어 있다.
태교신기	사주당 이씨	1801년	부성 태교, 모성 태교, 가족 태교 등과 더불어 모성 태교로 임산부의 행동거지, 마음가짐 하나하나에 대해 자세히 기술되어 있다.
규합총서	빙허각 이씨	1805년	여성백과사전으로 그 내용 일부에서 태교에 대해 언급하고 있다.

1. 소혜왕후의 『내훈』에 나타난 태교

『내훈』은 조선시대 성종의 어머니인 소혜왕후[7](1436-1504) 한씨가 쓴 책이다. 소혜왕후가 당시의 여성들이 쉽게 읽을 수 있는 교양서적을 만든 것이 『내훈』이다. 이 책은 중국의 『열녀전』, 『소학』, 『여교』, 『명감』 등 네 책에서 여성들에게 훈육이 될 만한 내용을 정리하여 만들었다. 특히 옛 여성들의 생활규범을 알 수 있는 책이며, 일부는 시대적으로 오늘날과 큰 차이를 보이는 내용도 있다. 그러나 요즘은 여성들에게도 교훈이 되는 현대적 가치를 담고 있는 부분도 많이 있는 것으로 알려져 있다.

조선시대를 전후하여 당시 한국인들이 세계를 이해하는 사유체계는 불교와 유학의 영향을 받아 왔다. 특히 유학 중심의 조선시대에서는 인문학을 중심으로 인간의 본성에 대해 교육하는 것을 강조했으므로, 소혜왕후가 쓴 『내훈』에 등장한 태교는 매우 의미 있게 전달될 수밖에 없었을 것

7) 한국민족문화대백과의 기록에 의하면 소혜왕후는 조선 1437년인 세종 19년부터 1504년인 연산군 10년까지 생존했었다. 소혜왕후는 알려져 있듯이 조선 전기 제 7대 세조의 장남 덕종의 왕비이다. 1455년(세조 1) 세자빈과 수빈(粹嬪)에 연이어 책봉되었으나 세자가 횡사하였다. 1469년(성종 즉위년) 소생 이혈(李娎)이 성종(成宗)에 즉위하여 세자로서 죽은 남편을 덕종으로 추존하자 왕후에 책봉되고, 이어서 인수대비(仁粹大妃)에 책봉되었다. 소생으로는 월산대군(月山大君)과 성종, 명숙공주(明淑公主)가 있다. 성품이 총명하고 학식이 깊어 정치에도 많은 자문을 하였다. 불경에 조예가 깊어 불경을 언해하기도 하였고 부녀자를 위하여 지켜야 할 도리인 『내훈(內訓)』을 간행, 후세에 귀중한 연구 자료가 되고 있다.
손자인 연산군이 생모 윤비(尹妃)가 모함에 의하여 폐위, 사사되었다는 사실을 알고 생모 윤비를 추존하려 하자, 병상에 있던 인수대비가 이를 꾸짖었다. 이후 연산군의 대비에 대한 불손한 행동이 많아졌으며, 연산군과 대비의 갈등이 심화되어 가는 가운데 대비는 1504년(연산군 10) 4월 세상을 떠났다. 능은 경릉(敬陵)으로 경기도 고양시 신도면 서오릉(西五陵)에 덕종과 합장되어 있다.

이다. 물론 이 책은 시대적으로 남성 중심의 가부장적 시대인 조선시대에 기록된 내용이기는 하다. 그러나 그 중에서도 태교나 몸가짐, 부모에 대한 효 등의 내용은 현대에도 의미 있게 수용될 만한 내용이다.

정양완(1989)이 역주한 소혜왕후의 『내훈』을 참고로 그 구성을 정리해 보면 다음과 같다. 내훈은 인의예지(仁義禮智)의 덕목을 중심으로 구분해 보면, 언행장, 효친장, 혼례장, 부부장, 모의장, 돈목장, 염검장 등 7장으로 구성되어 있다. 여성으로서 지켜야 할 언어와 행동, 부모님을 모시는 효의 개념과 방법, 혼례, 부부의 도리, 어머니로서의 도리, 가족 및 친척과 화목하게 지내는 방법, 근검절약하는 삶의 태도 등에 대해 다루고 있다.

| 표 2-2 | 소혜왕후 『내훈』의 구성

구성		구분	구성 쪽 수
仁	1권	내훈 서	1–9장
		내훈 목록	1장
		언행장 제1	1–38장
		효친장 제2	39–73장반
		혼례장 제3	73–87장
義	2권(上)	부부장 제4	1–59장
禮	2권(下)	부부장 제4	1–76장
智	3권	모의장 제5	1–39장반
		돈목장 제6	39–54장
		염검장 제7	54 끝–70장
		발	1–2장

『내훈』 내용 중에서 모의장에는 태교에 관한 내용이 담겨 있다.

태교 내용은 중국 주나라 문왕의 어머니인 태임이 태교를 했던 것을 인용하여 제시되어 있다. 그 내용은 주로 임부가 갖춰야 할 몸가짐과 자세, 주의해야 할 음식 등이다. 문왕의 어머니 태임은 본래 성품이 단정하고, 한결같았고, 성실하며, 엄숙해서 오직 덕(德)이 있는 행동만을 했다고 전해지고 있다. 임부는 항상 바르게 앉아야 하며, 음식의 절제뿐만 아니라, 모양이 바르지 않은 음식은 피해야 한다고 하였다. 또한 좋지 않는 소리는 듣지 않도록 하며, 어진 마음을 갖고 태교를 한다면 이는 그대로 태아에게 전달되어 좋은 영향을 주게 된다는 것을 말하고 있다.

『내훈』에서는 문왕의 어머니인 태임의 태교 사례를 중심으로 태교의 모범을 삼았고, 이는 조선 초기에 태교를 하기 위해서는 반드시 알아야 할 중요한 모범으로 회자되었을 것으로 보인다.

➔ 내훈　문왕의 어머니 태임의 태교 사례

옛날, 아낙네가 자식 가져서 눕되 비뚤게 눕지 않으며, 앉되 모퉁이에 앉지 않으며, 서 있을 때 한 발을 치우치게 하지 않으며, 너무 지나쳐 비위를 상할 만한 맛을 먹지 아니하며, 벤 것이 반듯하지 아니하여도 먹지 아니하며, 깐 자리가 바르지 않아면 앉지 않으며, 눈에 잡된 모습을 보지 아니하며, 귀에 음란한 소리를 듣지 아니하며, 밤이면 소경을 시켜 모시(毛詩)를 외우게 하며 바른 일을 이르게 하였는데, 이같이 하면 낳은 자식이 생김새가 단정하여 재주와 덕이 반드시 남보다 더하리라. 이러기 때문에 자식을 가졌을 때 반드시 감촉될 바를 조심해야만 한다. 어진 일에 감동되면 어질고, 모진 일에 마음이 움직이면 그릇되니, 사람이 나매 만물과 같음이 다 그 어미 사물에 감응된 까닭으로 얼굴과 목소리가 같아지니, 문왕의 어머님은 가히 어미와 같아짐을 알았다고 할 만하다.

2. 『부모은중경』에 나타난 태교

『부모은중경(父母恩重經)』[8]은 부모의 은공을 깨닫게 하는 내용이 수록되어 있는 불교경전이다. 이는 불설대부모은중경(佛說父母恩重經)으로도 알려져 있는데, 중국에서 불교가 확산되는 과정에서 효사상이 없다는 비판에 대응하여 현지에서 이루어진 위경[9](僞經)이라고 한다.

이 『부모은중경』은 유교적 효를 강조한 『효경』과도 유사하다는 평을 받고 있다. 부모의 은혜를 자세히 설명하고, 그 은혜를 갚기 위한 방법을 제시하며 동시에 불효한 자식은 죽은 뒤 무서운 형벌을 받게 된다고 하여 적극적으로 보은을 강조한 경전이다. 예를 들면 부모의 은덕을 생각한다면, 자식은 아버지를 왼쪽 어깨에 업고, 어머니를 오른쪽 어깨에 업고 수미산(須彌山)[10]을 백 번 천 번 돌더라도 그 은혜를 다 갚을 수 없다고 하고 있다. 부모님 은혜는 셈할 수 없는 무한한 것이라는 점을 상징적으로 표현한 것이다.

---

8) 『부모은중경』은 조선 명종시대에 제작된 것으로 알려져 있다. 이 책의 서지적 특징을 보면, 언해본 중에 가장 오래된 것으로 1553년(명종 8년)에 경기도 장단 회장사에서 개판한 것이 기장 오래된 것으로 전해지고 있다. 그러나 그 행방이 알려져 있지 않고, 현존본으로는 1263년 전라도 송광사 간행이 가장 오래된 것으로 알려져 있다

9) 위경(僞經)이란 부처가 직접 설하지 않은 불교 경전을 말한다. 석가모니가 직접 교설한 것처럼 '불설'이라는 이름을 빌려 사용함으로써 정전(正典)의 진실성을 인정할 수 없는 것을 말한다. 즉 불교 보급을 목적으로 토속신앙 등과 결합하여 정통 불교의 교리나 사상과는 다른 내용을 설파하는 것까지도 포함되어 일컬어진다.

10) 수미산이란 불교의 우주관에서 나온 세계의 중심에 있다고 하는 상상의 산을 말한다.

『부모은중경』에서는 부모에 대한 은혜를 열 가지로 구분하여 나타내었다. 열 가지의 은혜는 〈표 2-3〉과 같다. 이러한 효사상은 사회에 널리 알려지게 되었고, 효를 근본 사상으로 여기는 전통사회에서의 삶의 가치와 기준을 공고히 하는 데에 큰 역할을 했을 것으로 보인다.

| 표 2-3 | 『부모은중경』에 나타난 부모의 은혜 열 가지

첫째 은혜	어머니 품에 품고 지켜 주는 은혜
둘째 은혜	해산날에 즈음하여 고통을 이 시기는 어머니의 은혜
셋째 은혜	자식을 낳고 근심을 잊은 은혜
넷째 은혜	쓴 것을 삼키고 단 것을 뱉어 먹이는 은혜
다섯째 은혜	진자리 마른자리 가려 누이는 은혜
여섯째 은혜	젖을 먹여서 기르는 은혜
일곱째 은혜	손발이 닳도록 깨끗이 씻어주시는 은혜
여덟째 은혜	먼 길을 떠나갔을 때 걱정하시는 은혜
아홉째 은혜	자식을 위하여 나쁜 일까지 짓는 은혜
열째 은혜	끝까지 불쌍히 여기고 사랑해 주시는 은혜

이는 아버지보다는 어머니의 은혜를 강조하고 있으므로 유교의 『효경』[11]이 아버지의 은혜를 앞세웠다는 점과는 대조를 보이는 것으로 평가되고 있고, 『효경』이 효도를 강조했지만, 『부모은중경』은 은혜를 강조하고 있다고도 분석되고 있다.

태교와 관련된 『부모은중경』의 내용을 종합해 보면, 10개월 동안 어머

11) 효의 원칙과 규범을 수록한 유교경전이다. 『효경』은 우리나라 전통사회에 커다란 영향을 미쳐, 효를 통치사상의 근간으로 삼는데 일익을 담당하였다. 이는 민간의 아동에서부터 군왕에 이르기까지 모든 사람의 필독도서였고, 전통사회의 중핵사상으로 자리 잡게 되었다.

니가 태중 아기와 힘겨운 시간을 보내게 된다는 점을 알아야 한다는 것과 어머니가 겪은 해산의 고통을 잊지 말아야 한다는 것이다. 혹자는 출산의 과정은 죽음의 문턱까지 다녀오는 것이라고까지 말한다. 출산의 고통이 그만큼 크다는 것을 말함이다. 따라서 이러한 힘겨운 과정을 겪고 자신을 낳아준 부모의 은혜를 결코 잊어서는 안 되며, 효를 다해야 한다는 것을 알리고자 한 것임을 알 수 있다.

➔ 부모은중경　　부모님의 은혜

아이를 배어서 지키고 보호해 준 은혜

여러 겁 인연이 중하여 금생에 다시 와서 어미 태에 의탁했도다. 한 달이 지나가니 오장이 생겨나고 칠칠일에 여섯 정이 열리도다. 몸뚱이는 태산같이 무거워지고 행동거지 할 때마다 몹쓸 질병 겁내도다. 화려한 비단 옷은 도무지 안 입으니 단장하던 거울에는 티끌이 묻었도다.

해산함에 임하여 고통 받으신 은혜

아이 밴지 열 달이 지나가니 어려운 해산날이 닥쳐오도다. 날이면 날마다 중한 병에 걸린 듯이 정신이 혼미하도다. 두려웁고 무서운 심정이 어찌 다 헤아릴까 근심으로 흘린 눈물 옷자락을 다 적시도다. 슬픔을 머금은 채 친족에게 아뢰옵되 이러다가 죽지 않을까 겁날 뿐이외다.

3. 태교의 의학서 『동의보감』

『동의보감』은 허준이 중국과 조선의 의서를 집대성하여 쓴 조선시대 의학서이다. 이 책은 국가지정문화재 보물로 2015년 6월 22일에 유네스코 세계기록유산으로 지정되었다. 『동의보감』은 임금의 병과 건강을 돌보는 어의였던 허준[12)](1539~1615)이 1610년(광해군 2)에 완성하여 1631년(광해군 5)에 간행된 우리나라 최고의 한의서이다. 총 25권으로 이루어져 있는데, 목차 2권과 의학내용 23권이다. 의학 내용의 전체 구성은 다섯 편으로 나뉘어 있으며 『내경편(內景篇)』(6권), 『외형편(外形篇)』(4권), 『잡병편(雜病篇)』(11권), 『탕액편(湯液篇)』(3권), 『침구편(鍼灸篇)』(1권) 등이다. 『동의보감』에서 다루는 태교의 내용은 잡방편의 부인과와 소아과에 관한 내용에 있다.

태교 행위의 이유에 대하여 의학적 접근으로 논하고 있다. 임신을 원하면 어떻게 해야 하며, 임신 여부를 확인하는 방법은 무엇인지, 아들인지 딸인지 알아내는 방법은 무엇인지, 임신 때 꺼려야 할 사항은 무엇인지 등에 대한 내용을 다루고 있다.

우선 대 잇기를 의미하는 구사(求嗣)는 아내를 얻어 자식을 보는 것을 뜻하는데, 구사의 도는 부인이 월경을 고르게 해야 하며, 남자의 신기(腎氣:

---

12) 허준은 1539~1615년까지 생존했던 조선조 명종에서 선조, 광해군 시기 동안에 의관을 지낸 명의이다. 『동의보감』 이외에 『언해태산집요』, 『언해구급방』 등을 저술하였다. 『동의보감』의 내경편에는 내과질환에 대한 병증을, 외형편에는 몸 외부에 생기는 질병과 이비인후과, 안과, 피부과, 비뇨기과 질환을, 잡방편에는 구급, 부인, 소아의 질병 등을 별도로 기술하였고, 탕액편에는 약물의 효능 약채의 채취법, 가공법, 산지 등을 기록하였다. 침구편에는 침과 뜸을 놓는 방법과 장소, 혈(穴)의 위치나 적용 증상 등을 기록해 두었다.

남성의 정력을 의미) 충족을 기본으로 하여, 과욕, 근신, 청심함이 가장 좋은 방법이라고 하였다. 즉 임신을 원한다면 교합을 함부로 하지 말아야 하며, 신기를 축적하고 정(精)을 저축하고 이를 적시에 발동해야 한다고 되어 있다. 임신 금기법, 약물 금기법, 임신 중 조리에 관한 내용이 기록되어 있어 태교의 실천적인 측면이 강조(여정희, 2005)되어 있다. 즉 법도에 맞는 부부관계를 강조하고 있고, 그것이 잉태를 원하는 부부의 올바른 태도임을 강조한 것이다. 천기(天氣), 지기(地氣), 심기(心氣)를 해치고 성교를 하면 태아에게 좋지 않은 영향을 미친다는 것을 믿어왔던 것이다.

➔ 동의보감 태교행위

> 부부의 교합이 법도 맞으면 복덕(福德)이 있고, 현명한 아이를 잉태하게 되어 성품과 행실이 온순하고 단정하여 집안이 날로 융성할 것이다. 그렇게 하지 않으면 박복하고 미련하며 악한 자식을 잉태하게 되어 성품과 행실이 나쁘고 험악하여 어떤 일이든지 되지 않으며 집안이 날로 몰락한다. 화복(禍福)의 결과에 이와 같은 영향이 있는데도 경계하지 않을 수 있겠는가?

『동의보감』에는 의학적인 관점에서 임신 이후 10개월 동안 태교의 과정에 대하여 자세하게 제시되어 있다. 임부와 태아 발육상태와 이상 현상 등은 주의 깊게 살펴야 한다고 하였다. 동의보감에 나타난 태아발달을 관련 내용에 대해 축약하고 이해가 쉽도록 정리하면 〈표 2-4〉와 같다.

| 표 2-4 | 『동의보감』에 나타난 태아발달 10개월

구분	내용
1개월	무릇 사람이 생기는 것은 어머니의 자궁이 열릴 때 아버지의 정액이 들어가 합쳐서 음막이 주머니끈을 졸라매는 것처럼 되기 때문이다. 정과 혈이 충맥의 기운에 의해서 자연히 쉬지 않고 돌면서 자그마한 구슬 같은 것이 생기게 된다.
2개월	27일이 지나면 임신 2개월이 되므로 이슬방울 같은 것이 붉은 빛으로 변하여 복숭아 꽃술같이 된다. 이것은 태극이 정하여 음을 생(生)한 것이며 땅이 두 번째로 화(火)를 낸 것이다. 이때에는 뱃속에서 움직이기도 하고 움직이지 않기도 하므로 임신을 의심하게 된다. 만일 토하고 구역질이 나며 신 것을 먹고 싶어하면 임신된 것이 확실하다. 한 가지 음식만을 치우쳐 먹기를 좋아하면 이는 한 장기가 허약해진 탓이다.
3개월	또 27일이 지나면 임신 3개월로 100일이 되는 사이에 남녀 구별이 생기면서 코, 남녀 생식기가 먼저 뚜렷이 구별되며 몸체를 온전히 갖추게 된다. 이를 태(胎)라 한다. 이때는 유산하기 쉬우므로 조심해야 한다.
4개월	남녀의 구별이 분명하다. 혈맥이 생기고 형체가 갖추어지고 육부(六腑: 뱃속의 여섯 기관)가 생긴다.
5개월	음과 양의 기가 생겨나고 힘줄과 뼈와 팔다리가 다 생기고 털이 나오기 시작한다.
6개월	힘줄, 입, 눈이 생긴다.
7개월	뼈가 생기고 피부와 털도 생기고 정(精)도 생기고, 왼쪽 손을 움직인다.
8개월	피부가 생기고 몸체와 골격이 점점 자라며 이목구비 등 몸에 난 아홉 가지의 구멍이 다 생기고 신(腎)이 생기며 오른손을 움직인다.
9개월	피부와 털과 모든 뼈마디가 완전해지고 몸이 세 번 돌아간다.
10개월	기를 충분히 받아서 오장육부가 다 통하고 천지의 기를 단전에 받아들여 뼈마디와 신기(神氣)가 다 갖추어진 다음 비로소 태어난다.

『동의보감』에서는 태중에 어머니가 화를 내면 태아의 피가 멍들고, 두려워하면 정신이 멍들고, 근심하면 기운이 멍들고, 크게 놀라면 태아에게 간질이 생긴다(김영복, 2002)고 하였다. 임부의 정서는 태아의 신체적·정신적·정서적 건강에 영향을 미치는 것을 언급한 것이다.

➔ 동의보감 임신 때의 주의사항

임신 때 태교법

몸조리를 위해 옷을 너무 덥게 입지 않기, 배불리 먹지 않기, 술 마시지 않기, 달인 약을 함부로 먹지 않기, 침과 뜸을 함부로 맞지 않기, 무거운 것 들지 않기, 높은 곳 올라가거나 험한 데 걷지 않기, 힘든 일 지나치게 하지 않기, 잠을 지나치게 자거나 누워 있지 않기, 놀라지 않기, 임신 뒤 성생활 조심하기 등

임신 때 가려야 할 음식

당나귀, 말고기, 토끼고기, 비늘 없는 물고기, 방게, 양의 간,
닭고기와 달걀을 찹쌀과 같이 먹지 않기, 오리고기, 참새고기 먹고 술 마시는 것, 자라고기, 율무쌀, 맥아, 비름나물, 마늘, 메기, 산양고기, 여러 가지 버섯

임신 때 꺼려야 할 약물

거머리, 등에, 오두, 부자, 나팔꽃씨, 복숭아씨, 매미허물, 날다람쥐, 도마뱀 등

그리고 임부가 먹고 마시는 음식과 약물에 신중을 기하는 것은 태아의 성장발육을 위한 노력이라고 할 수 있다. 동의보감은 의학적인 측면에서 태교를 다루고 있는 점이 다른 서책과의 차이점이라 할 수 있다.

태교 이외에도 해산을 안전하게 하는 방법이나 해산의 징후, 난산을 막는 법, 해산 전후 생기는 질병, 해산 후유증, 갓난아기 구급법 등도 상세히 기록되어 있다.

4. 우암선생의 『계녀서』와 태교

『계녀서』는 우암 송시열(1607~1689)이 시집가는 딸을 위해 지어준 교훈서이다. 이 책에는 딸을 결혼시키면서 아버지로서 딸에게 당부하고 싶은 이야기들이 기록되어 있다. 혼인 후에 필요한 생활지침이 될만한 내용을 세세한 덕목으로 나타내었다.

여기에는 부모를 섬기를 도리에서부터 지아비 섬기는 도리, 시부모 섬기는 도리, 형제간에 화목하는 도리, 자식 가르치는 도리 등을 비롯한 20가지 항목의 글이 담겨 있다. 이 글은 조선시대의 특징인 부계 중심의 가부장적 사회의 일면을 담고 있고, 유교적 윤리와 처세관에 맞춰진 내용이 있다.

| 표 2-5 | 우암선생의 『계녀서』의 구성과 내용.

구 분	구 성	내 용
제1장	부모 섬기는 도리	부모의 은혜를 강조하여 효를 행하기 당부함
제2장	남편 섬기는 도리	부부간의 친밀함과 공경하는 것이 도리임. 남편을 높은 손님 대접하듯 하라 당부함
제3장	시부모 섬기는 도리	시부모 섬기기를 친부모보다 더 중히 할 것을 말함
제4장	형제간에 화목하는 도리	한 부모 밑에 태어난 형제끼리 화목하고, 시가 형제들과 친형제 같이 화목하게 지낼 것을 당부함
제5장	친척 간의 화목하는 도리	친척은 모두 선대의 자손이므로 서로 화목하여 힘 있는 대로 돕고, 서로 참고 지낼 것을 당부함
제6장	자식을 가르치는 도리	자녀교육이 어머니의 소임임을 중요하게 알고, 구체적 자녀교육방법을 제시함

제7장	제사를 받드는 도리	제사를 받드는 데 정성을 다하고 정결할 것을 당부함
제8장	손님을 대접하는 도리	집에 오는 손님은 모두 집과 관계된 사람이므로 박대하지 말고 극진하게 모심을 강조함
제9장	투기하지 말아야 하는 도리	투기를 부인의 가장 큰 악행으로 보고, 투기에 가도의 성패가 좌우된다고 함
제10장	말씀을 조심해야 하는 도리	백 가지 행실 가운데 말을 삼가는 것이 제일 큰 공부라 보고 삼가라 함
제11장	재물을 존절하는 도리	가정을 다스리는데 절약해서 가산을 불려나가고, 평소에 근검절약을 강조함
제12장	일을 부지런히 하는 도리	가정주부 내부가 근면해야 그 집을 보존할 수 있으므로 부지런히 할 것을 당부함
제13장	병환을 모시는 도리	시부모나 남편이 병이 있을 때 병 구환에 정성을 다하고, 특히 병 구환 하는 사람과 의원을 잘 대접하라고 주의함
제14장	의복음식을 마련하는 도리	검박을 강조. 의복은 검소히 하고, 음식은 정결하게 하라고 당부함
제15장	노비를 부리는 도리	노비를 불쌍히 여기어 위엄과 은혜를 아울러 행할 것
제16장	주고받는 도리	되도록 꾸지 말고 꾸면 즉시 갚고 받는 일에 원망이 나오지 않도록 빚을 주는 일은 하지 말 것을 당부함
제17장	팔고사는 도리	자신만 이롭고자 하지 않도록 값을 재대로 판단하고 마땅한 값을 치룰 것을 당부
제18장	비숙원하는 도리	무당과 소경을 불러 기도하거나 굿을 하지 말고, 절에 사주하고 불공하지 말 것을 경계함
제19장	죵요로운 경계	부녀자들의 마음가짐을 바르게 하라 함
제20장	옛사람의 착한 행실	옛 사람들의 본 받을만한 효와 덕행을 열거하여 본받도록 하라 함

그러나 오늘날에 보더라도 의미 있게 재해석되어야 할 부분도 담고 있다. 그 중 하나는 자식을 가르치는 도리라는 부분이며, 여기에서 태교를 찾아볼 수 있다. 태교로는 어머니로서의 몸가짐과 마음가짐, 행동거지, 섭생까지 신중히 힘써야 함이 강조되어 있다.

→ 계녀서 자식을 가르치는 도리

… 어려서부터 가르치지 못하고 늦게서야 가르치려 하면 되지 아니하는 것이니 일찍 가르쳐야 門戶를 보존하고 내 몸에 辱이 아니 되는 것이다. 이런 일은 어미에게 달려 있으니, 아비에게 책임 지워 바라지 말고, 자식을 배었을 때도 잡된 음식 먹지 말고, 기울어진 자리에 눕지 말고 몸을 단정히 가지면 자식을 낳으면 자연 端正한 자식이 태어나느니라.

자식은 어머니를 닮은 이가 많으니, 열 달을 어머니 뱃속에 들어 있으니 어머니를 닮고 10세 전에 어머니의 말을 들었으니 어머니를 또 닮게 되니, 어찌 아니 가르치고서 착한 자식이 있겠는가. 딸자식도 가르치는 도리는 같으니 대개 남녀를 다부지게 하여 가르치고 행여나 병이 날까 하여 놀게 하고 편케 하는 것은 자식을 속이는 것이니 부디 잘 가르쳐라.

5. 이덕무의 『사소절』과 태교

『사소절』은 조선시대 실학자 아정 이덕무(1741~1793)가 영조 51년인 1775년에 지은 수신서이다. 이덕무는 북학파[13]에 속하는 실학자로 사실을 통하여 올바른 진리를 찾아내는 '실사구시'의 이념하에 사회상을 객관적으로 파악하고 실생활과 결부하여 당시의 교육현실에 맞게 집필하였다. 특히 현실적인 실천교육을 강조한 것이 특징이다.

이 책은 이덕무가 서문에서 밝혔듯이 자신의 체험을 미루어 사람다운 행실은 사소한 예절을 중요하게 여겨 바르게 실천하느냐 못하느냐가 사람으로서 행할 올바른 도리의 열쇠임을 말하고 있다. 남성, 여성, 아동들이 각자의 처지와 입장에서 지켜야 하는 실생활에서 필요한 예의범절을 자세하게 기록하고 있다. 남성이 선비로서 지켜야 하는 행실은 '사전편'에 기록되었고, 여성으로 지켜야 하는 행실은 '부의편'에 기록되었으며, 어린이들이 지켜야 하는 행실은 '동규편'에 기록되어 있다. 〈표 2-6〉에 상세하게 설명하였다. 이 책의 집필 시기는 오늘날과 시간적 간극이 크지만 그나마 현대사회와 가깝고 실용적 가치를 중요하게 다루고 있다는 측면에서, 그리고 규범적 특성을 담고 있다는 측면에서 다양하게 재조명되고 있다.

---

13) 북학파는 조선 후기 청나라 문명의 우수성을 인식하고 그것을 배우자고 주장한 실학자를 지칭하는 용어이다. 북학을 이용후생지학(利用厚生之學)이라고도 한다. 이들은 일반적으로 상업을 중요하게 여겼고, 대외무역을 강조했다. 서양의 과학기술과 자연과학 북학파에 해당하는 것을 배울 것을 주장했다. 박제가, 박지원, 홍대용, 유득공, 이덕무 등이 이러한 관점에서 책을 집필하였다.

| 표 2-6 | 이덕무의 『사소절』 구성과 내용

구성	영역 및 내용
사전편 5권 574개의 진술문	성행(性行) : 인간의 자질, 주체성, 정돈, 검소, 금욕, 정서적 표현 언어(言語) : 언어의 내용, 대화 태도, 대화 방법 시 유의점 복식(服食) : 의복과 식사 예법, 식사량 적절히 섭취할 것 권함 동지(動止) : 출입 시 태도, 방문 태도, 사람과 사물을 대하는 태도 등 교습(教習) : 교수법, 훈육법, 교육 내용, 중용적인 교육법, 노동의 가치 인륜(人倫) : 평등, 인도주의 사상, 사은, 제사, 화목에 관한 설명 교접(交接) : 건전한 사교, 접객과 방문, 대차관계 등 인간관계 제시
부의편 2권 203개의 진술문	성행(性行) : 온유, 정숙, 자제, 인간관계 언어(言語) : 말하는 태도와 내용 및 방법 복식(服食) : 의복의 실용성, 사치배격, 청결, 깨끗한 조리법, 식사예법 동지(動止) : 아내, 며느리로서의 예의 근면, 화락, 상하의 인간관계 교육(教育) : 남녀 교육의 중요성, 태교 강조, 어머니의 교육적 역할, 방법 인륜(人倫) : 평등사상, 가정에서의 바람직한 인간관계, 인도주의 제사(祭事) : 진설법, 제사 진행법, 예의·정성·실용성 강조 사물(事物) : 훈육법, 절약, 근면, 가계관리, 미신타파, 청소, 사치금지
동규편 1권 13개의 진술문	동지(動止) : 우월감과 열등감의 경계, 인내, 침착, 검소, 바른 습관 등 교습(教習) : 실용적인 초학사상 강조, 점진적 단계, 연습, 조기교육 등 경장(敬長) : 아동이 어른에 대하여 취해야 될 예의범절 사물(事物) : 사물에 관계되는 것

이 책에서 태교에 관한 내용은 『사소절』 부의편 교육에 수록되어 있다. 어머니로서 해야 하는 태교를 강조한 내용과 함께 자녀교육을 위한 어머니의 역할과 그 방법이 나타나 있다. 주나라 문왕의 어머니 태임의 이야기는 『사소절』에도 빠지지 않고 인용되어 있다.

또 한 가지 의미 있게 볼 수 있는 내용은 '아들을 가르치지 않으면 우리 집이 망하고, 딸을 가르치지 않으면 남의 집을 망친다.'고 하여 '자녀를 가르치지 않는 것은 부모의 죄'라고까지 표현한 부분이다. 이러한 표현은 자녀를 올바르게 키우는 것은 남녀를 불문하고 충실히 해야 하며, 그 결과는 당시의 사회적 분위기를 담아, 아들이 자기 가정에 영향을 미치는 것은 당연하고, 딸은 시집을 가므로 다른 집의 가정에 영향을 미친다는 점을 반드시 생각하고 교육에 임하라는 것을 뜻한다. 그리고 자녀를 올바르게 가르치지 않으면 금수와 같아진다고 보았고, 어머니로서의 큰 책임을 깨우쳐야 한다고 강조하였다. 자녀 양육을 위해 자녀들에게 음식 절제를 가르칠 것과 딸이 잉태했을 때는 태교에 잘 힘쓰도록 할 것, 어머니 스스로 올바른 도리를 행해서 자녀들에게 귀감이 될 것 등을 강조(주영애, 2018)하였다.

→ 사소절　　부의편 교육

- 임신한 부인이 일상 몸가짐과 음식을 삼가지 않으면, 그 자식으로 하여금 일찍 죽고 또 병들게 한다.
- 임신한 부인이 태임(주나라 문왕의 어미니)의 태교하는 가르침을 범함은 현숙한 행실이 아니요, 또 아이를 낳은 뒤에 어른과 늙은이의 조리하고 보위하라는 말을 지키지 않고, 바람과 추위를 무릅쓰고 날 것과 찬 것을 먹어 고질을 이루게 하니, 이 역시 좁고 천한 성품이라 하겠다.
- 잉태와 순산은 하늘의 명에 의한 것이다.

6. 사주당 이씨의 『태교신기』

『태교신기』는 사주당(師朱堂) 이씨(1739~1821)가 1800년인 정조 24년에 태교와 관련한 기록들을 종합하여 서술한 세계 최초의 전문 태교 지침서(나영숙, 2013)라는 평가를 받고 있다. 『태교신기』를 쓴 사주당은 당시에 62세로 자신이 네 명의 자녀를 기르면서 얻은 경험과 기존에 발행된 의학 서적들을 참고하여 발췌한 지식들을 기록으로 남겼다. 현대에 보더라도 대단히 귀중한 서적으로 평가되고 있다. 부부가 함께 읽는 고전이라고 하여, 번역되어 여러 책에서 소개되어 있고, 최근에는 『조선 엄마의 태교법』(정해은, 2018) 기질 바른 아이를 낳기 위한 500년의 역사라고 하여 발간된 책이 있다. 『태교신기』의 구성은 〈표 2-7〉과 같다.

정해은(2011)은 사주당 이씨의 태교에 대해서 다음과 같이 분석하였다. 사주당 이씨는 태교의 요점으로 공경과 정심을 기반으로 한 수신을 강조하였고, 잠시라도 공경한 마음을 잊으면 이미 피가 그릇되므로 주의해야 한다고 하였다. 그리고 태교가 여성의 일이라는 편견을 깨고 태교의 개념을 확장시켰으며, 태교를 할 때에 특히 남편의 역할을 중시하여 태교를 하나의 철학으로 재탄생시켰고, 가족의 일로 탈바꿈시켰다는 것에 의미를 두었다.

| 표 2-7 | 사주당 이씨의 『태교신기』 구성과 내용

구분	내용	
제1장	태교의 이치	태교의 이치에 대해 말함
제2장	태교의 효능	부친의 태교 및 태교의 효과를 말함
제3장	태교의 필요성	임부의 언어, 행동 등 심신관리사항을 말함
제4장	태교의 방법	여러 가지 태교의 방법이 있음을 명시함
제5장	태교의 중요성	태교를 실천해야 할 이유와 태교에 관한 여러 가지 이야기
제6장	태교의 당위성	태교를 실천하지 않았을 때 얻게 되는 손해에 대해 말함
제7장	사술(邪術)의 경계	임부가 있는 가정에서 식구들이 협조해야 할 일을 해야 함
제8장	태교의 비유	부친과 모친의 태교를 강조함
제9장	옛사람들의 태교	중국 문왕의 모친 태임의 태교를 소개하고 선인의 태교 사례를 제시함
제10장	태교의 목적	태교의 근본을 거듭 강조함

한편 또 다른 연구(나영숙, 2013)에서는 진정한 태교란 자식을 가르치기 이전에 먼저 부모가 가르침을 받아야 하는 것이므로 『태교신기』는 태아교육서이기 전에 부모교육서이며, 나아가 성인교육서라고 하였다. 나영숙(2013)은 이러한 태교의 요점을 '삼감[謹]' 혹은 '경이존심(敬以存心)'으로 보았다. 이연재(2014)가 옮겨 쓴 『태교신기』를 중심으로 그 내용을 살펴보면 다음과 같다.

『태교신기』에서는 1장에서 태교의 이치를 다음과 같이 말하고 있다. '사람의 성품이 하늘을 근본으로 삼아 이루어지고 기질은 부모로부터 받아 이루어진다'고 보았다. 따라서 부모로부터 타고나는 후천적인 기질이 편벽(한쪽으로 치우침)되면 편벽될수록 그 기질은 하늘로부터 타고 나는 선천적인 성품을 가리고 매어 나쁜 방향으로 몰고 가니, 부모가 임신하여 태아를 양육함에 있어서 어찌 그 가르침을 소홀히 할 수 있겠는가라고 하며, 태교를 강조하였다.

➔ 태교신기 제1장 태교의 이치

아비의 낳음, 어미의 기름, 스승의 가르침 이들은 모두 한 가지이다. 병을 잘 고치는 명의는 병이 생겨나기 전에 미리 다스리고, 교육을 잘 하는 사람은 태어나기 전에 가르치기 시작한다. 그러므로 태어나서 받는 스승의 십년 동안의 가르침은 태어나기 전 뱃속에서 받은 어미의 열 달 동안의 기름만 못하다. 그러나 어미의 열 달 동안의 기름은 아비의 낳음 하루만은 못하다고 한다.

그리고 예(禮)가 아니면 보지 않고 듣지 않고 말하지 않고, 행동하지 않고 예(禮)가 아니면 생각하지 않아야 한다고 하며, 마음가짐과 지각 있는 행동은 다 예를 좇아서 행해야 하므로 마음이 모두 순수하고 정대해야 한다고 하였다. 이렇게 태아를 양육하는 것이 곧 어머니로서의 도리라고 보았다. 태아는 탯줄로 어머니와 연결되어 하나이므로 어머니의 호흡에 따라 움직이게 된다. 어머니의 심리적·정서적 상태가 자식의 성품이 되고, 어머니가 먹고 마시는 것은 태아의 살이 되는 것이므로, 어머니는 자신의 몸과 마음을 단정히 하고 삼가지 않을 수 없다고 하였다.

『태교신기』의 제4장 태교지법에는 집안 사람들이 새 생명의 탄생을 위해 협조해야 함이 필요하다고 다음과 같이 강조하고 있다.

➔ 태교신기　　제4장 태교의 방법

태아는 오직 임산부 혼자서만 기르는 것이 아니다. 온 집안사람들 모두가 항상 행동을 조심해서 기르는 것이다. 분한 일 때문에 떠드는 얘기를 감히 임신부로 하여금 듣게 해서는 안 된다. 아기를 가진 임신부가 화낼까 걱정되기 때문이다. 또 흉사 때문에 나오는 이야기를 감히 임신부로 하여금 듣게 해서는 안 된다. 아기를 가진 임신부가 두려워할까 걱정되기 때문이다. 임신부가 성내면 태아로 하여금 피를 병들게 하고, 임신부가 두려워하면 태아로 하여금 정신을 병들게 한다. 자식은 어미로부터 칠정까지 본받게 된다. 그러므로 임신부를 저해하는 도리에는 임신부로 하여금 지나치게 기쁘다든가 화낸다든가 슬프다든가 즐겁다든가 하게 하는 감정표현을 갖지 않고 조절할 수 있도록 도와주는 것도 있다. 더구나 일상범절에서 지나친 것은 더욱 나쁘다.

➔ 태교신기　　제4장 태교의 방법

임산부는 앉는 것도 반드시 단정해야 한다. 몸을 기울여 앉지 않으며 바람벽에 기대어 앉지도 않는다. 또한 발을 뻗고 앉지 않는다. 아무데나 걸터앉지도 않는다. 마루 모퉁이에도 앉지 않는다. 앉은 채 높은 곳에 있는 물건을 내리지 않는다. 또 선 채로 땅에 있는 물건을 집어 올리지도 않는다. 왼쪽에 있는 것을 오른쪽 손으로 집지 않으며 오른쪽에 있는 물건을 왼쪽 손으로 집지 않는다. 어깨 너머로 돌아보지 않는다. 만삭이 되면 달을 넘겨도 머리를 감지 않는다. 임부는 서 있거나 다닐 때, 온 힘을 한쪽 발에다가만 주지 않는다. 기둥에 의지하지 않는다. 위태로운 곳을 딛지 않는다. 좁은 길을 지나지 않는다. 층계를 오를 땐 반드시 서서 올라가고 내릴 땐 반드시 앉아서 내려온다. 급하게 달리지도 않고 급하게 뛰어 건너지도 않는다.

➔ 태교신기 **제4장 태교의 방법**

> 임부가 거처와 돌봄을 삼가지 않으면 태를 보전하기 위태하다. 임신을 하면 남편과 아내는 같은 잠자리에 들지 않는다. 너무 옷을 두껍게 입지 않는다. 너무 배부르게 먹지 말며, 오랫동안 잠자거나 누워 있지 않는다. 잠깐씩이라도 때때로 걸어야 한다. 너무 차가운 곳에 앉지 않는다. 너무 더러운 곳에도 앉지 않는다. 나쁜 냄새를 맡지 말라. 높은 뒷간엔 오르지 말라. 밤에는 외출하지 말라. 바람 불거나 비오는 날에도 외출하지 말라. 우물이나 무덤을 들여다보지 말며, 엣 사당에 들어가지 말며, 높은 곳에 오르거나 깊은 곳에 내려가지 말며, 험한 곳을 건너지 말며, 무거운 것을 들지 말며, 지나치게 수고하고 힘써서 상하지 말며, 침이나 뜸을 함부로 쓰지 말며, 약을 함부로 먹지 말 것이요, 항상 마땅히 마음을 맑게 하고 고요히 있어 따뜻하고 조화로움이 알맞게 하며, 머리와 몸과 입과 눈이 하나같이 단정해야 한다.

이 외에 앉을 때도 단정하게 앉도록 하고, 높은 곳에 있는 물건을 내리는 일도 하지 말아야 하며, 급하게 달리지도 급하게 뛰어 건너지도 말라고 하였다. 잠잘 때도 엎드려 자거나 똑바로 눕지도 말아야 한다고 하였다. 너무 배불리 먹고 잠을 자는 일도 피해야 하며, 모양이 바르지 않은 과일이나 벌레 먹은 과일, 썩은 과일도 먹지 말도록 하였다. 빛깔이 나쁜 음식이나 냄새가 고약한 음식도 먹지 않아야 하고 익지 않은 음식도 금하라 하였다.

제5장에는 태교를 알지 못하면 훌륭한 어머니가 될 수 없다고 언급되어 있으며, 어머니가 되기 위해서는 반드시 마음을 바르게 가져야 한다고 하였다. 바른 마음을 갖기 위해서는 앞에서도 강조했듯이 보고 듣는 것을 삼가

고 앉고 서는 것도 삼가야 하며, 잠자고 먹는 것도 아무렇게나 하지 말아야 한다고 다시 강조되어 있다. 그러면서 천하의 일을 꼭 하겠다고 하면 이루어지고, 하지 않으려 하면 잘못되어 지는데, 꼭 하겠다는데 안 되는 일이 있겠는가? 라고 하면서 꼭 하겠다 하면 이루어지는 법이므로 어리석어도 아무 어려운 일이 없을 것이라고 매우 긍정적인 메시지를 전하고 있다.

제8장에서는 태교의 비유를 다음과 같이 예를 들어 설명했다. 구구절절 의미 있는 글이다.

→ 태교신기　　제8장 태교의 비유

어떤 의사가 말하기를 어미가 찬 병을 얻으면 아이도 차가워지고, 어미가 더운 병을 얻으면 아이도 더워진다고 하였다. 이러한 이치를 알면 자식이 어미에게 달려 있음을 알게 된다. 그것은 마치 오이가 넝쿨에 달려 있는 것과 똑같다. 붉거나 마르거나 설거나 익거나 하는 것은 모두 다 그 뿌리가 물에 젖어 있느냐 아니면 물에 넣어 있지 않느냐에 달려 있다. 나는 일찍이 어미가 자기 자신도 제대로 조심하지 못하면서 태아를 잘 기른 것을 보지 못했다. 그리고 태아를 잘 기르지 못했으면 태어난 자식이 재주가 있다든지 또한 장수한다든지 하는 것도 보지 못하였다.

한편 『태교신기』에 나타난 교훈적이고 의미 있는 내용을 현대적으로 활용하는 방법을 통해서 새롭게 인식해 보려는 뜻으로 제시한 연구(김경미, 2018)도 있다. 이 연구에 의하면 『태교신기』에 담긴 교훈적인 글을 활용하여 정리된 내용으로 현대 태교활동에 적용할 수 있다고 주장한다. 이에 대한 내용은 〈표 2-8〉과 같다.

| 표 2-8 | 『태교신기』에 기록된 태교 내용과 활용

구분	『태교신기』에 제시된 태교 내용	교훈적 글의 활용
보기	• 빛나고 아름다운 것, 성현의 글, 신선이나 관대하고 패옥을 한 고관의 그림 보기 • 광대, 난장이, 원숭이, 희롱하는 형상, 몹쓸 병이 있는 사람, 벼락 번개, 유성, 물 넘치는 것, 불타오르는 것, 나무와 집이 무너짐, 애처로운 벌레 등을 보지 않기	• 좋은 것 보기 – 좋은 글 읽기 – 아름다운 그림 감상하기
듣기	• 음란한 음악, 노래, 저잣거리 소리, 여인의 잔소리, 술주정, 분한 욕설, 서러운 울음소리 듣지 않기 • 시낭송, 옛글 읽어주기, 거문고, 비파 들려주기	• 좋은 것 듣기 – 시 낭송 듣기 – 옛 교훈서 듣기 – 국악 태교 음악 듣기
마음	• 사람 해치지 말 것. 산 것을 죽일 뜻을 갖지 말 것. 도적질, 시기 훼방할 생각 등을 하지 말 것 • 경(敬)의 마음가짐을 가질 것	• 바른 마음 갖기 – 공경하는 마음 갖기 – 사람 사물 모두 귀히 여기기
말하기	• 모진소리 하지 말고, 몹쓸 말 하지 말고, 말할 때 손짓하지 말고, 웃을 때 잇몸보이지 말 것 • 희롱하는 말하지 말 것, 종 꾸짖지 말 것, 사람 속이지 말고, 훼방하지 말고, 귓속말하지 말고, 근거 없는 말 전하지 말고, 겪어 본 일 아니면 말을 많이 하지 말 것	• 바르게 말하고 조심하기 – 모진소리 하지 않기 – 희롱하는 말 하지 않기 – 근거 없는 말 전하지 않기 – 말을 많이 하지 않기
가족 도움	• 분한 일, 흉한 일, 난처한 일, 급한 일을 듣지 않도록 도울 것 • 곁에 항상 착한 사람을 두고, 거동을 돕고, 마음을 기쁘게 하고, 본받을 만한 말과 본받을 일을 들려줄 것	• 가족이 함께 하기 – 좋은 말 들려주기 – 착한 행동 보여주기 – 기쁨주기 – 모범에 되는 일 들려주기
몸가짐	• 부부가 함께 잠자지 말 것 • 옷 덥게 입지 말 것과 배부르게 먹지 말 것, 잠자고 눕기를 많이 하지 말 것 • 걷기, 찬 곳에 앉지 않기, 비바람 때 나가지 말 것, 산과 들에 가지 말 것, 우물 무덤 들여다보지 말 것, 높은 곳, 깊은 곳 가지 말 것, 무거운 것 들지 말 것 • 약을 함부로 먹지 말 것, 침이나 뜸을 함부로 쓰지 말 것	• 스스로 몸가짐 주의하기 – 몸가짐과 몸차림 주의하기 – 약과 과식 주의하기 – 위험한 곳에 가지 않기 – 적당한 운동하기 – 바르게 앉은 자세 점검하기 – 자고 누울 때의 바른 자세

	• 기울여 앉기, 벽에 기대기, 걸터앉기, 서서 땅에 있는 집기 등을 하지 말 것 • 자고 누울 때 엎드리지 말 것, 웅크리지 말 것, 배불리 먹고 자지 말 것	
먹고 마심	• 모양이 바르지 않거나 벌레 먹은 것, 모양이 상한 것, 찬 음식, 쉰 것, 썩은 고기, 잘못 익힌 것, 제철 아닌 것, 술, 엿기름, 비늘 없는 고기 등을 먹지 않기 • 잉어, 소의 콩팥, 보리, 해삼, 해산할 때가 되면 새우, 미역 등 먹기	• 좋고 바른 것 먹기 – 모양이 바른 음식 먹기 – 보양이 되는 음식 먹기 – 상한 음식 주의하기

출처: 김경미(2018). 전통문화를 적용한 태교 콘텐츠 연구. 성신여자대학교 문화산업예술대학원 석사학위논문에서 발췌함

7. 빙허각 이씨의 『규합총서』와 태교

『규합총서』는 빙허각 이씨가 순조 9년인 1809년에 쓴 가정살림에 관하여 엮은 책이다. 국어국문학자료사전을 참고해 보면, 이 책은 언제 누가 지었는지 모르는 채 필사본 또는 목판본으로 전해져 내려오다가 서정만·민영규 등에 의해 1939년에 『빙허각전서(憑虛閣全書)』가 발견되었고, 광복 전에 발간 예정이었다가 6·25 등의 혼란기를 거치면서 낙질되었다고 한다. 1975년에 정양완은 전해내려 오던 『규합총서』를 모아 주역본(註譯本)을 출간하였다. 현재 목판본 1책, 총 29장으로 된 가람문고본과 필사본 2권 1책으로 된 부인필지 1권 1책, 총 68장으로 된 국립중앙도서관본, 필사본 6권으로 된 정양완(鄭良婉) 소장본 등이 전해지고 있다. 『규합총서』는 다음과 같이 구성되어 있다.

| 표 2-9 | 빙허각 이씨의 『규합총서』 구성과 내용

권수	제목	주제	내용
권1	주사의(酒食議)	식(食)	• 술과 음식에 대한 총론 : 음식예절, 술과 술잔의 이름, 술 마시는 이야기, 약주의 종류와 품평 • 술과 주식 : 장·초 담그기, 술 빚기, 김치 담그기, 생선 고기 꿩 등을 이용한 반찬 만들기, 茶에 대한 품평 • 부식 : 떡, 면, 과자 만들기, 과일과 채소 오래 보관하기, 기름 짜기
권2	봉임측(縫衽則)	의(衣) 기타 상식	• 의복 : 바느질, 길쌈, 수선, 염색, 다듬이 법, 빨래 • 여성관련 : 열녀전, 몸단장, 화장 • 기타 상식 : 문방 그릇, 향 만드는 법, 불 밝히는 법, 돈 이름과 돈의 역사, 방구들 놓는 법, 누에치기, 뽕 기르기, 서양문물의 소개

권3	산가락 (山家樂)	경제	• 시골살림 : 밭 갈기 좋은날, 과일 따는 법, 꽃 재배, 꽃 품평, 세시기, 날씨 점치기, 가축 기르기, 양봉
권4	청낭결 (靑囊訣)	건강, 의약	• 질병관리 : 태교와 육아, 구급처방, 경험방, 여러 가지 물린데 낫게 하는 법, 벌레 없애기 • 우리나라 팔도물산 • 잡저 : 함 세지는 법, 잠 안 오는 법, 얼굴을 트지 않게 하는 법 등
권5	술수략 (術數略)	민간풍습	• 방향 및 좋은날 선택 • 각종 재난방지법 : 길흉, 부적, 귀신 쫓는 법 등 • 각종 점치는 법 • 여성 관상법

정양완(1975)이 해제한 『규합총서』에는 청낭결, 즉 건강과 의약 부분에서 태교에 대한 내용을 찾아볼 수 있다. '나이가 어려 기운이 약한 자와 늙어서 혈기가 부족한 사람은 경솔하게 행동하지 않아도 태(胎)가 흔들리기 쉬우니 어찌 방비치 않을 수 있으리오'라고 되어 있다. 특히 고령 임부와 나이 어린 임부들은 행동을 주의해야만 한다. 왜냐하면 유산이나 조산에 노출될 가능성이 높기 때문이다. 또한 아기를 가진 임부는 옷을 덥게 입지 말고, 술을 너무 지나치게 마셔 취하도록 하지 말며, 많이 자거나 오래 누워 있지 말고, 때때로 거닐도록 했다. 그리고 임부가 크게 놀라면 '아기가 간질한다'고 기록하고 있어서, 임부의 정서가 아이의 신체적·정서적·정신적 건강과 직결됨을 설명하고 있다.

선행연구(김경미, 2018)에서 『태교신기』를 중심으로 활용방안을 제안했듯이, 『규합총서』의 내용을 현대적으로 활용할 수 있도록 정리하여 제시하였다. 이를 인용해 보면 〈표 2-10〉과 같다.

| 표 2-10 | 『규합총서』에 수록된 태교의 내용과 활용 예시

구분	『규합총서』에 수록된 태교 내용	교훈적 글의 활용
태중 장리법	• 아기를 가져서 삼갈 일 • 태가 흔들리지 않게 방비하는 법	• 몸조심, 음식조심 – 옷차림 조심하기 – 과식금지 – 금기 음식 살펴보기 – 술과 약물 조심하기 – 힘겹게 일하지 않기 – 적당한 운동하기 – 안정된 마음 갖기
금기	• 음식, 약물, 행동	
경험방	• 태를 안정시키는 경험방 • 포의 불하외 경험신방 • 연생제일방 • 유상경험방	
태살	• 태살 금기, 태살 있는 곳 피하기	
태아의 성 구별법	• 남아인지 여아인지 알아내는 법 • 날 달 못돼서 여아를 남아로 만드는 법	

출처: 김경미(2018). 전통문화를 적용한 태교 콘텐츠 연구. 성신여자대학교 문화산업예술대학원 석사학위논문에서 발췌함

제3장

태교에 관한 연구들

제3장
태교에 관한 연구들

태교와 관련된 학문분야는 의학이나 간호학은 물론, 유아교육학, 보육학, 여성학, 가정학, 가족학, 국문학, 상담학, 심리치료학과 나아가 태교를 위한 응용프로그램을 구안하여 그 효과성을 검증하기 위한 연구로 음악치료학과 체육학이나 미술학, 다도학 등 매우 다양한 복합학 분야가 있다. 이들 연구가 지향하는 것은 모두 임부와 태아의 심신의 건강이다. 모든 연구 분야와 내용을 고찰하여 수록할 수는 없지만, 이 중 몇 가지를 중심으로 살펴보았다. 그 내용은 임부의 건강과 심리적 안정, 태아심신의 발달, 태교와 부부관계 등으로 제시하였다.

1. 임부 건강과 심리적 안정

태교를 하는 동안 임부의 건강은 무엇보다 중요하다. 임부의 건강이 곧 태아의 건강이 되며, 안전한 출산을 보장할 수 있기 때문이다. 열 달의 시간은 임부에게는 생애에 겪어 보지 못한 신체적인 변화는 물론이고 심리적인 변화, 태어날 아기에 대한 사랑과 기다림, 혹여 잘못될까 염려하는 불안감 등 복잡하고 어려운 감정을 겪으며 보내게 된다.

최근 태교의 효과성과 더불어 태교의 실천적 방법을 제시하고 있는 서적으로는 산부인과 소아과 전문의가 집필한 책들이 발간되고 있고, 관련 연구들도 많다. 이러한 책에서는 과학의 발달로 임부의 건강과 심리적 안정, 태아발달에 관한 전문적인 정보를 제공하고 있다. 과거 임부의 심리적 안정과 수신을 중심으로 강조해 왔던 태교의 성격과는 차이가 있다. 그보다는 과학적이고 합리적이며, 신뢰할만한 다양한 정보를 제공하고 있다는 것이 오늘날 태교의 특성이다. 이들 책에서는 주로 임신 10개월 동안 임부가 겪는 신체적 변화와 특징, 아기의 변화를 소개한다. 그리고 부부의 노력으로 이루어지는 태교에 대한 내용이 다루어지며, 임신 중의 식사와 영양관리 등을 언급하고 있다. 이른바 임신출산 종합 가이드북의 성격을 갖고 있는 책(김건오, 2019; 삼성출판사 편집부, 2017; Pre-mo편집부, 2018; 김혜경・박현주, 2018)들이다.

이 책 중에서 임신출산과 관련한 질문과 답변 형식의 글로 만들어진 책(김혜경・박현주, 2018)에서는 임부들은 어떤 음식을 먹어야 하는지, 감기약은 먹지 말아야 하는지, 어떤 영양제를 먹으면 되는지, 소화제는 먹어도 되는지, 손발이 붇고 저려서 힘든데 어떻게 해야 하는지 등 임부의 신체적 건강관리를 위한 의문점들을 제기하고 있다. 그런데 그 이면을 보면, 임부들의 걱정과 선택의 결정에는 결국 태아에게 도움이 되고 걱정되지 않을 만한 선택인지에 대한 불안감을 떨치기 위한 정보를 요구하고 있음을 볼 수 있다. 즉 오늘날 임부들은 태교 실천을 위한 실제적인 방법을 찾고 있다. 그리고 다양한 정보시대를 살아가고 있는 환경 속에서 책은 물론이고, 인터넷이나 유튜브, 인스타그램 등 SNS에 쉽게 접근하여 유용한 정보를 얻고 있다. 다만 그 정보가 진실인지 아닌지를 구분할 줄 아는 정보선별 능력이 더 중요하게 여겨진다고 할 수 있다.

아동발달과 관련한 문헌에서는 동물과 인간을 대상으로 한 많은 연구에서 임부의 영양 상태와 태아의 신체적 건강 간의 관계를 확인하기 위해 이루어졌지만 일관된 결과를 얻지 못한 것으로 전한다. 임부가 잘 먹으면 아이에게 이롭고, 임부가 잘못 먹으면 아기에게 문제가 있을 것이라는 점을 보여 주고 있지만 다른 연구들은 임부의 영양이 태아에게 어느 쪽으로든 간에 영향을 주지 않는다는 것을 보여주었다. 또한 임신 중 어느 기간이 태아의 영양을 위해 가장 중요한지에 대해서도 불일치하고 있다. 임부가 임신 초기 영양실조일 때 태아에게 피해가 더 많다고 보고하는 연구도 있고, 임부의 영양실조가 마지막 3개월에 일어날 때 그 영향이 가장 크다는 것을 발견한 연구도 있다. 최근 연구는 임신 중 영양의 중요성을 강조하고 있는데 이는 아동의 출생 시 체중에 가장 중요한 영향을 미치는 요인으로 임부의 임신 전 체중과 임신 중 체중 증가였다는 사실이 밝혀졌고,

사회계층 변인은 임부의 건강상태에 대한 지표가 되고 있다. 임부의 영양관리는 질병이 있을 때와 같은 특별한 식단이 요구되지는 않지만, 홀몸이 아닌 만큼 임신 전보다 칼로리를 더 섭취하고 편식하지 않고, 영양가 있는 음식을 골고루 섭취하는 것이 필요하다고 보고 있다. 차병원의 임신정보를 참고해 보면, 다음과 같은 임신부의 10가지 식사 수칙을 제시해 놓고 있다.

주의사항 **10가지 식사 수칙**

1. 하루에 3번 규칙적으로 식사를 한다.
2. 한 입의 음식이라도 소중하게 생각하며 먹는다.
3. 식사의 양을 늘리는 것보다는 꼭 필요한 영양소를 섭취하는 식사를 한다.
4. 인스턴트 식품은 삼가고, 가능한 유기농 식품으로 만든 음식을 먹는 것이 좋다.
5. 찬물을 마시지 않는다.
6. 칼슘 섭취를 위해 우유를 하루 2잔 이상 마신다. 대체 음식으로 치즈, 요구르트, 두부, 생선 등을 먹는다.
7. 임신 초기 주치의와 상의하여 철분과 엽산 보충제를 복용한다.
8. 카페인 음료(커피, 홍차, 녹차, 초콜릿, 코코아, 콜라 등)는 피한다.
9. 음주와 흡연은 절대로 삼간다.
10. 입덧이 심할 때는 입맛에 맞는 한 가지 식품으로 최대한 효과를 얻을 수 있도록 한다. 같은 영양가라도 칼로리가 적은 음식을 선택한다.

태교에 영향을 미치는 심리적인 요인으로는 결혼생활에 만족하는 경우, 산전관리를 규칙적으로 받았을 경우, 남편과 함께 임신을 계획했을 경우, 태교에 관한 정보를 본인이 매체를 통하여 얻은 경우, 남편과 함께 태교를 실천한 경우, 임신 전부터 태교를 시작한 경우, 임부의 정서적 안정에 태교 실천 목적을 둔 경우에 태교를 실천하는 경향이 높은 것(안기주, 2001)으로 나타났다. 임신한 모체의 건강은 유산이나 사산과도 관계가 깊고, 모체가 당뇨병이 있을 경우는 정상적인 어머니에게서 태어난 아기보다 신체적 이상이나 신경학적 결함을 갖는 기형아가 태어날 확률이 3배나 높다고 알려져 있다. 결핵에 걸린 임부의 결핵균이 태아에게 감염될 수도 있고, 후천성면역결핍증이 있다면 태아에게 전이될 수도 있다. 임부의 면역시스템 활성화로 인한 염증 반응은 태아의 두뇌 발달에 영향을 미친다는 연구결과도 나왔다. 이는 미국로스앤젤레스 아동병원 소아과 '마인드 발달 연구소' 소장인 브래들리 피터슨(Bradley Peterson) 박사팀은 임신 후기 3개월 동안 단기 및 장기간 뇌 기능이 면역계 활동에 의해 영향을 받을 수 있다는 사실을 발견했다(사이언스타임즈, 2019.11.29.) 태교 음식연구(류영아, 2014)에 따르면, 임부의 건강이 태아에 영향을 준다는 의식이 높았고, 조사대상의 60.4%가 태교 음식을 잘 실천하고자 노력하는 것으로 나타났다.

임부가 태교를 할 때에 적절한 체중을 유지하는 것도 건강상 유의해야 한다. 보통 임신 전보다는 11-16kg 정도 체중이 증가하는데, 이것은 표준적이다. 쌍둥이인 경우는 16-20kg 정도 증가한다. 임신 시기별로도 초기에는 일주일에 약 300g 정도 증가하지만, 임신 후기에는 일주일에 약 450g 정도 증가하는 것이 일반적이다. 그러나 임신 후기에 일주일에 500g

이상씩 증가하게 되면 임신부종이 나타날 수 있으므로 주의해야만 한다.

그리고 흡연과 음주는 태교에는 매우 좋지 않은 결과를 가져온다. 최근에는 남성들 못지않게 여성들의 흡연과 음주가 증가하고 있는데, 발표된 보건복지부의 국민건강영양조사(2017)에 따르면 월간 음주율(최근 1년 동안 한 달에 1회 이상 음주한 분율)을 보면, 평균 62.1%를 보이고 있다. 그리고 여성들의 월간 음주율은 2012년 이후 지속적으로 증가하여 2012년 42.9%에서 2017년에는 60.6%에 이르고 있다. 같은 조사에 따른 흡연율은 남성의 경우 2012년에 43.7%로 나타났으나 2017년에는 38.1%로 줄어들었다. 그러나 여성의 흡연율은 2012년 7.9%로 가장 높은 이후 지속적으로 소폭 감소하였으나 6% 대를 유지하고 있는 상황이다. 실상 흡연이나 음주, 식습관, 운동, 수면 등의 건강상태는 개인의 건강수준을 결정 짓는 중요한 요인 중의 하나이다. 특히 모성의 건강증진과 삶의 질 향상을 위해서는 음주 흡연 등은 매우 중요하게 관찰되어야 한다. 일반적으로 임신 중 과음하는 경우는 태아의 성장이 억제되는 것으로 알려져 있고, 특징적인 안면기형이나 자궁 내 성장지연을 보이는 태아알코올증후군에서는 중추신경계 발달이상이나 학습장애, 기억장애, 언어장애, 시력청력장애등도 나타나게 되어 매우 우려할 상황이 된다. 임신 사실을 모르고 음주한 경우가 45.2%, 임신 사실을 알고도 음주한 경우가 16.6%(김일옥 외, 2017)나 된다고 한다. 임신 중 산모의 음주가 신생아에 미치는 영향과 관련된 연구(김은주 외 5인, 2011)를 보면, 임신 중 산모가 한 달에 한번 미만의 낮은 빈도의 음주 횟수와 한 번에 한 잔 미만의 적은 음주량은 임신부의 생리적인 알코올 제거능을 초과하지 않아 실제 태아에 미치는 영향을 미미한 것으로 나타났다. 다만, 어느 정도 음주가 임신부의 생리적인 알코올 제거능을 초과하여 태아에게 알코올로 인한 독성 효과를 유발할 수 있는 정도인지에 대한 기준이 없어 위험 음주의 정의가 정확하게 내려지지 않았다고 하였다. 그러나 음주빈도가 잦고 음주량이 많을수록 유의하게 위험도가 높아짐이 보고되어 있음은 감안해야 할 것이다.

임부의 신체적 심리적 건강관리와 관련한 연구는 대부분 간호학 영역에서 이루어진다. 최근 연구(이재은, 2019)에 따르면 임부의 건강을 체계적으로 관리할 필요성이 크다는 점을 강조하였다. 그 연구에 따르면 임산부의 건강관련 삶의 질은 산후 1개월, 임신 1분기, 2분기, 3분기 순으로 높게 나타났다. 그리고 임신 및 산후의 시점 별 다중회귀분석을 수행하여 건강관련 삶의 질과 건강행태 간 관계를 살펴본 결과, 건강행태 요인 중에서 보조제 복용 여부, 가벼운 활동, 보통 활동, 충분한 수면 여부가 모든 시점에서 건강관련 삶의 질과 유의한 관계가 있는 것으로 나타났다.

임부가 편안하고 감정적으로 안정된 정서 상태를 유지하는 것은 신체적인 건강상태를 유지하는 것 못지않게 매우 중요하다. 임부가 심한 불안이나 공포에 노출될 경우에는 자율신경계를 자극하게 하여 아드레날린 분비를 촉진하고, 이것이 태반을 통해 태아의 순환계에 영향을 미치는 것으로 알려져 있다. 이러한 태아는 출생 후에도 지나치게 활동적이며 잘 울고 놀라는 정서적인 불안정성을 보인다고 한다. 임부가 몸과 마음을 건강하고 평안하게 유지하는 것이 건강한 어린이를 만드는 첫걸음(Credit : Pixabay)인 것이다. 임부들의 행복감과 태교 실천 간의 관계에 대한 연구(박혜연, 2015)에서는 이들은 정적 상관관계가 있고, 행복감과 나이 간에는 부적 관계가 있어서 고령 임산부를 위한 복지에 대해 사회 심리적 측면에서 정책 실시가 필요하다고 제안하였다.

임신 중 적당한 운동을 하는 것도 임부의 건강을 유지하고, 출산에도 도움이 된다. 운동은 신진대사를 활발하게 해 주므로 위험하거나 과격한 운동, 임부가 피로감을 느끼지 않는 운동이 적합하다. 테니스나 볼링, 골프와 같이 허리나 배의 동작이 너무 큰 운동이나 배를 압박하는 운동은 피하는 것이 좋다. 산전 체조는 임부를 위한 운동으로 근육이나 인대, 관절의 균형감을 강화시키고 유지하는 데에 도움을 주는 체조이다. 이러한 체조를 지속적으로 하면 분만 때에도 근육과 관절을 부드럽게 해 주어 도움이 되고, 산후 회복에도 유리하다.

다양한 연구결과들을 종합해 보면, 결국 임부가 신체적으로 건강하고 심리적으로 안정이 되었을 때 태아에게도 긍정적인 영향을 미친다는 것은 공통으로 주장되고 있다. 즉 임부의 건강과 심리적 안정은 과거나 현대의학이 발달된 오늘날에는 태아의 건강과 밀접한 관계가 있다는 점은 반론의 여지가 없다. 다만 연구에 있어서 인문학적인 접근과 과학적 검증을 바탕으로 한 이학적 접근의 차이가 있을 뿐이다.

2. 태아 심신의 발달

임신(pregnancy)이란 수정란이 임부의 자궁 내벽에 착상하여 영양을 공급받으며 태아로 발육하는 과정이다. 임신기간은 일반적으로 약 280일을 말한다. 태아(胎兒, fetus)는 임신초기부터 출생 시기까지의 임신된 개체로 정의되어 있다. 수정 후 2주부터 8주(임신 10주)까지는 배아(embryo), 수정 8주(임신 10주) 이후부터 출생 때까지를 태아(fetus)로 구별한다. 이때가 되어야 태아의 크기가 약 4cm 정도 되어 비로소 사람의 모습이 뚜렷해진다.

| 표 3-1 | 태아의 성장과 발달

구분	특징
임신 10주	태아의 크기가 약 4cm 정도, 인간의 모습이 뚜렷해짐
임신 12주	태아의 크기가 약 6-7cm 정도. 뼈 조직의 형성(골형성)이 시작됨 손가락과 발가락 구별이 가능, 외부생식기가 나타나기 시작함, 스스로 움직임
임신 16주	태아의 크기가 약 12cm, 몸무게는 약 110g 정도 성 감별이 최초로 가능해지는 시기는 약 14주
임신 20주	태아의 몸무게는 약 300g 정도, 두피의 머리카락도 생기기 시작함 청각이 발달되기 시작함
임신 24주	태아의 몸무게는 630g 정도. 피부는 주름이 생기며 지방이 축적되기 시작
임신 28주	태아의 몸무게는 약 1,100g. 문제없이 출생 시 약 90% 생존 가능
임신 32주	태아의 몸무게는 약 1,800g. 피부는 주름져 있음 다른 문제없이 출생 시 거의 다 생존함
임신 36주	태아의 몸무게는 3,200g. 피하 지방의 축적으로 피부의 주름이 거의 사라짐 몸은 둥글둥글하게 됨
임신 40주	태아의 몸무게는 3,400g. 태아의 성장이 완료됨

임부와 태아는 태반을 통해서 공유된 삶을 40주간 유지한다. 따라서 임부의 건강과 감정상태가 태아에게 큰 영향을 미치게 되어 있다. 즉 임부의 스트레스나 감정변화는 스트레스 호르몬이 태반을 통하여 태아에게 전해지게 되어 있어서 태아도 임부와 유사한 긴장감과 스트레스, 흥분을 일으키게 된다. 자궁 근육을 수축시키는 아드레날린은 태아에게 전해지는 혈류량을 떨어뜨리고 산소와 영양분을 충분하게 공급하지 못하는 결과를 가져오게 된다. 따라서 임부가 즐겁고 심리적으로 안정되고 좋은 상태에 있다는 것은 태아의 건강에도 유의미한 것이다. 임신기간 동안 산전우울을 경험하게 되면, 태아의 뇌신경전달물질계가 억제되어 발달이 더디게 될 수 있다고 한다. 임신한 부부의 평정심과 즐거운 마음가짐 등을 갖는 것이 부부서로에게 뿐만 아니라 태아에게까지도 영향을 미치게 됨을 기억해야만 한다. 그 어떤 태교보다도 중요한 부분이다.

태아는 태내에서 임부의 심장 고동소리를 듣고 안정감을 느낀다. 엄마의 사랑스런 목소리로 태아에게 해주는 태담, 아빠와의 좋은 대화 등은 청각이 발달해 가는 태아에게는 중요한 자극이 된다. 큰 소리로 말하거나 소리를 지르게 되면 오히려 태아에게 부정적인 결과를 가져온다. 한 연구에 의하면 임신부에게 컴퓨터를 이용하여 태아 심박동 검사를 실시한 후 자연의 소리를 들려주면서 태아 심박동을 측정한 그 결과, 자연의 소리를 들려준 후에는 측정한 카오스 값이 현저히 증가한 것으로 나타났다(자연의 소리 들려주기 전 : 0.76, 자연의 소리 들려준 후 : 0.91)고 한다. 이 같은 결과는 자연의 소리에 의해 태아 심장의 건강한 생체신호가 의미 있게 증가한 것으로 볼 수 있고, 자연의 소리에 의해 유도된 임신부의 편안한 정서가 태아의 신체 및 두뇌 발달에 긍정적인 영향을 줄 수 있다는 과학적인 증거가 된다고 하였다. 따라서 임부는 태아와 같이 자연의 소리를 듣거나 자연의 소리와 닮은 물리적 파동을 지닌 음악이나 임신부가 좋아하는 음악을 들으면서, 스트레스가 없는 편안한 마음상태를 갖도록 노력하는 것이 무엇보다 중요하다는 것을 알 수 있다.

태반이 완성되고 출생 때까지 태아가 건강한 상태를 유지할 수 있어야 하는데, 임부의 호르몬이나 대사산물, 환경인자 등이 영향을 미칠 수 있다. 건강상태가 좋지 않을 경우 발육장애나 기형, 선천매독 감염증, 발육부진, 모체의 내분비질환에 의한 태아 이상 등 태아병(胎兒病, fetopathy)이 나타날 수 있다. 따라서 태교 동안 임부의 건강 유지는 곧 태아의 건강과 발달과 직결됨을 잊어서는 안 된다.

3. 태교와 부부관계

임신은 임부에게 스트레스 상황이다. 앞서 언급한 임신으로 인한 임부의 신체적·정서적·정신적 변화는 매우 크며, 이때 남편의 적극적인 관심과 지지, 가족들의 지지 등이 필요하다. 이와 관련된 연구로 임신으로 인한 신체적·정신적 변화에 따른 적응을 돕는 간호중재 프로그램의 제안을 위한 연구가 이루어졌다. 이 연구(김미옥·유미, 2014)에 의하면 연구에 참여한 임부 185명의 부부친밀도와 가족지지 및 스트레스 정도를 측정한 결과, 부부친밀도는 3.17점(점수범위 1-4), 가족지지 4.97점(점수범위 1-6), 스트레스 정도 2.80점(점수범위 1-5)으로 중간 이상의 점수를 보였다. 그리고 피로 정도는 3.01점(점수범위 1-4)으로 다소 높게 나타났다. 임부 스트레스 정도는 산과력, 임신 중 신체적, 심리적 변화에의 적응 정도, 태교 등 산전 정보의 출처에 따라 유의한 차이를 보였으며, 임부의 스트레스는 부부친밀도 및 가족지지와는 부적 상관관계를, 피로와는 정적 상관관계를 나타내었다. 임부의 스트레스에 영향을 미치는 요인은 가족지지, 피로, 임신으로 인한 신체적, 정신적 변화에의 적응도 및 모유 수유 경험 순으로 나타났다. 연구자들은 이 결과를 반영하여 임부를 위한 스트레스관리 프로그램이 필요하다고 주장하였다. 즉 태교를 할 때에 친밀한 부부관계를 유지하고 가족들이 지지를 해주는 것이 임부의 피로와 스트레스를 줄여주는 의미 있는 활동이 된다는 것을 증명한 것이다.

한편 '태교는 태아에게 산소와 같은 존재다.'라고 주장한 연구(장영자,

2009)에서는 태교가 정신적인 산소 역할을 하는 것이라고 보고, 부부가 함께 맞이할 생명을 기대하면서 마음을 나누는 태교야 말로 가정의 회복, 부부관계의 회복을 가능하게 하는 것이라고 하였다. 이를 위해서는 음악 태교, 명상 태교, 동화 태교, 영성 태교 등을 통해서 부부 당사자 간의 적응과 조화를 꾀하며, 공동 책임을 갖고 부부의 상호이해를 높이는 사랑의 공동체를 만들어가는 노력이 필요하다고 하였다.

산부인과 전문의가 집필한 『남편과 함께 하는 태교 데이트』(김창규, 2003)에서도 부부가 함께 하는 태교의 노력을 소개하고 있다. 임신부의 주치의는 바로 남편이라고 하였다. 태교는 부인 혼자서 하는 것이 아니라는 점, 남편과 함께 하는 태교로 휴식이 있는 태교여행이나 태담에 대한 소개, 부부싸움이 태아의 뇌에 미치는 영향 등에 관한 내용을 담고 있다. 그리고 소신을 갖고 태교를 하도록 강조한다. 태교란 부모가 자식에게 주는 최고의 선물이라고 서평을 받은 바 있다. 한편 『가정은 희망의 공장』(이재석, 2016)에서는 남편과 함께 쓰는 태교일기를 소개하면서 부부의 공동 노력을 강조한다. 가정생활, 특히 임신과 출산 과정은 부부관계를 증진시킬 수 있는 기회가 되기도 하고, 가정을 위기로 가게 하는 힘든 과정이 될 수 있다고 하였다. 따라서 이를 지혜롭게 대처할 수 있는 방법에 대하여 부부들의 인식과 노력이 필요함을 알 수 있다.

제4장
다양한 태교법

제4장
다양한 태교법

1. 태아와 교감을 위한 태교

태아와 임부와의 관계를 증진시키기 위한 태교 방법에 대해 많은 관심이 모아지고 있다. 대표적으로 음악 태교, 태담 태교, 동화 태교 등을 꼽을 수 있다.

태교 음악이나 태담, 동화 태교 등은 모두 청각을 활용한 태교이다. 선행연구에서 태교가 인생의 첫 교육으로 정의될 수 있고, 교육이라는 의미를 확인 시켜 줄 수 있는 것은 바로 '청각교육법'이라는 점을 강조했듯이 태교에서는 빼놓을 수 없는 의미 있는 교육활동은 음악 태교와 태담 태교라 할 수 있다. 여기서는 이 두 가지에 대해 알아보기로 한다.

1) 음악 태교

음악 태교는 산모의 정서적 안정감이 태아에게 전달되는 효과를 얻는 태교법이다. 태교 음악과 관련한 연구(김보민, 2010; 주보람, 2016; 문연경, 2013; 박효실, 2005; 신인숙 외, 2006)를 보면 태아가 좋은 음악을 듣게 하여 안정되고 바른 성정을 갖도록 할 수 있다고 주장하고 있다. 태아는 5개월 이후부터 모든 것을 듣고 소리를 구별하는 능력을 갖게 된다. 부모의 목소리는 더 잘 알아듣는 능력이 있다고 한다. 임부들이 가장 많이 하는 태교 방법으로는 음악 태교를 꼽고 있고, 피아노 교육 경험이 있는 임부는 93.3%에 이르고 있다(김보람, 2016)는 보고도 있다. 예비부모인 대학생들도 태교라는 말을 들으면 '음악'을 가장 많이 떠올리고 있다(임소영 · 김은주, 2011)고 한다. 또 다른 연구에서는 임부들은 피아노 태교에 대한 관심이 높고(주보람, 2016), 태교를 할 때 희망하는 악기로는 건반악기가 많은 것으로 나타났다.

태아는 엄마의 심장박동 소리를 듣고 신체리듬을 조절하게 되는데, 엄마가 음악을 들으면서 마음이 편안해지게 되면 아기도 안정을 찾게 된다고 한다. 임부가 태아와 같이 자연의 소리를 듣거나 자연의 소리와 닮은 물리적 파동을 지닌 음악이나 임부가 좋아하는 음악을 들으면서, 스트레스가 없는 편안한 마음상태를 갖도록 노력하는 것이 무엇보다 중요하다고 한다. 음악을 자주 접했던 아기는 집중력이 높고 감수성이나 언어발달이 뛰어나다(안기주, 2001; 김문영, 1999)고 주장되고 있다. 그리고 음악 태교는 임부와 태아의 정서적 안정과 뇌기능발달에 도움을 주는 것 이외에도 긍정적인 교육의 결과를 가져오므로 그 중요성이 크다는 연구(류영아, 2014; 김보민, 2010) 결과들이 있다.

태교 음악을 특별히 선별해서 들어야만 한다고 생각하는 임부들이 많다. 물론 태교에 도움이 되는 음악이 있다고 알려져 있지만, 음악을 들을 때는 어떻게 해야 할까에 대한 궁금증이 앞서는 경우가 있다. 음악은 우리가 평소에도 일반적으로 즐기듯이 편안한 자세로 들으며, 임부가 듣고 편해지는 곡이라면 어떤 곡도 상관이 없고, 노래를 불러 주는 것도 좋다고 한다. 임부들이 태교 음악회를 일부러 찾아가서 감상을 할 수 있다면 좋지만, 요즘은 그만한 여유가 없는 경우가 많다. 물론 태교 음악회에 부부가 함께 참여해서 태아에게도 좋은 음악을 감상하게 해준다는 것은 뜻깊은 일이다. 그러나 그렇게 하지 못한다고 해서 '태교를 잘 못하고 있는 것은 아닌가? 너무 태교에 정성이 없는 것은 아닌가?'라고 자책을 하는 것은 오히려 스트레스만 쌓이고 태교에 도움이 되지 않는다.

임부의 목소리는 태아에게 정신적인 평온함을 주며, 특히 노래를 부를 때는 깊은 호흡을 하기 때문에 태아에게 좋은 공기를 공급해 주는 효과도 있다(안기주, 2001)고 한다. 음악은 감각의 언어이며, 긍정적인 교육의 결과를 가져오는 것이므로, 태교에 음악을 활용하고 편안하게 감상하는 것이 좋은 태교법이다.

클래식을 활용한 태교 음악

태교 음악을 소개하고 판매하는 곳은 많다. 여기서는 차병원에서 제시한 태교 음악에 대해서 살펴보기로 한다. 차병원 태교연구소와 연계된 (주) COMUSIC은 태아에서 노인, 그리고 동물까지 적용 가능할 수 있도록 각 대상을 위해 필요한 기능성 음향과 적용 대상을 컨트롤하기 위한 제어 음향을 연구 개발하여, 직접 또는 음원을 필요로 하는 제휴사에 음원을 공급하여 제품화하고 있다. 2012년에는 힐링 태교라고 하여 음악프로그램을 개발하였다. 엄마의 편안한 휴식을 위한 힐링 태교, 아기의 편안한 휴식을 위한 힐링 태교, 우리 아가 똑똑한 두뇌를 위한 힐링 태교 음악을 제공하고 있다.

| 표 4-1 | 클래식을 활용한 태교 음악

healing CD1 엄마의 편안한 휴식을 위한 힐링 태교	01 미뉴엣 / 보케리니 02 아이네 클라이네 나흐트무지크 K525 중 1악장 03 사계 봄 중 1악장 / 비발디 04 사랑의 기쁨 / 크라이슬러 05 사랑의 마음 / 마틴 06 사랑의 인사 / 엘가 07 소녀의 기도 / 바다르체프스카 08 수상음악 중 서곡 / 헨델 09 스케이팅왈츠 / 벨터 10 아를르의 여인 조곡 / 비제 11 엘리제를 위하여 / 베토벤 12 유모레스크 / 드보르작 13 은파 / 위만 14 피아노 소타나 제11번 A장조 K 331 중 3악장 '터키행진곡' 15 푸른옷 소매 / 본 윌리암스
healing CD2 아기의 편안한 휴식을 위한 힐링 태교	01 페르퀸트 조곡 중 '아침' / 그리그 02 결혼행진곡 / 바그너 03 관현악 모음곡 '행성'중 제4곡 '목성' / 홀스트 04 관현악 조곡 제2번 중 '폴로네이즈' / J.S. 바흐 05 노래의 날개 위에 / 멘델스존 06 녹턴 Op.9-2 / 쇼팽 07 라 캄파텔라 / 리스트 08 바이올린 소나타 제5번 '봄'중 제1악장 / 베토벤 09 시실리안느 / 포레 10 아르페지오네 소나타 중 제1악장 / 슈베르트 11 오페라 〈나비부인〉 중 '허밍 코러스 / 푸치니 12 '아, 어머니에게 말씀 드릴게요' 주제에 의한 변주곡 / 모차르트 13 타이스의 명상 / 마스네

healing CD3 우리 아가 똑똑한 두뇌를 위한 힐링 태교	01 '동물의 사육제' 중 '백조' / 생상 02 '베르가마스크' 모음곡 중 '달빛' / 드뷔시 03 '페르귄트' 조곡 중 '솔베이지의 노래' / 그리그 04 사계 '겨울' 중 제2악장 / 비발디 05 세레나데 / 하이든 06 알함브라 궁전의 추억 / 타레가 07 오보에 협주곡 D단조 중 제2악장 / 마르첼로 08 오페라 '카발레리아 루스티카나' 간주곡 / 마스카니 09 오페라 '호르만의 이야기' 중 '뱃노래' / 오펜바흐 10 우리 소망의 기쁨 되시는 예수 / 바흐 11 폴로네이즈 / 바흐 12 피아노 소나타 '비창' 중 제2악장 / 베토벤 13 현악 6중주 제1번 중 제2악장 / 브람스 14 G선상의 아리아 / 바흐

임신출산과 관련한 여러 책이나 잡지에서는 태교 음악으로 클래식 음악을 추천한다. 그러나 임부가 듣기에 편하고 좋아하는 음악이 가장 적합한 것이면 된다고 주장하는 바도 많다. 클래식 음악이라 하더라도 빠르기가 지나치게 빠르거나, 불규칙하고, 슬픈 곡들을 선택하는 것은 피하는 것이 좋다고 본다. 임부가 편안한 자세에서 음악을 감상하는 태도가 중요한 부분이다. 한편 합창음악이 안정적이고 평화로운 멜로디, 아름다운 화음과 화성을 통해서 태아의 감정발달에 도움을 주고, 직접 엄마의 목소리를 태아에게 전달하므로 도움을 준다(조나리, 2016)는 연구도 있다.

음악은 리듬과 멜로디, 화음, 음색 등 여러 요소들이 결합되어 하나의 의미 있는 소리로 연출되는 예술이다. 사람의 감정에 음악만큼 영향을 주는 것이 있을까 할 정도로 음악은 매우 위대한 영향력을 가진 예술이다. 그래서 음악을 활용한 태교를 경험한 아이는 음악적 재능을 물론이고 발육상태가 좋고 운동신경이 발달하며 걸음마 시기가 빨랐다는 보고와, 언어 습득 능력과 어휘 구사 능력 등 언어 표현 능력이 뛰어난 것(김보민, 2010)으로도 보고되고 있다.

국악을 활용한 태교 음악

한편 최근에는 국악 태교에 대한 관심도 높다. 임부들도 국악을 감상하면서 태교활동을 한다. 태교 음악회에 국악이 활용되는 경우도 종종 볼 수 있다. 국악이란 예로부터 전해 오는 우리나라 고유의 음악이다. 우리 민족의 역사와 문화를 배경으로 오랜 세월 동안 이어져 온 민족적인 정서가 담겨 있다. 한 연구(이주영, 2015)에 의하면 국악은 열 박자를 한 장단으로 할 경우 그 비트가 어머니의 심장박동과 흡사해 태아에게 편안함을 준다고 제시하였다. 국악의 기본 오음계로 사용되는 '궁상각치우'는 한방의학의 기본 원리인 음양오행에서 나온 것으로 신체의 오장과 연결된 것이라는 점이다. 그래서 국악으로 태교를 했을 때 태아의 마음을 안정시켜 자율신경계의 균형감을 유지시켜 주고 스트레스 조절 능력도 뛰어나다고 제시하였다. 국악의 요소에는 자연의 소리와 같은 파형이 존재하므로 태교 음악으로도 유용하게 활용될 수 있을 것으로 보인다. 그러나 이 연구에서도 태교 음악 감상으로 가장 좋은 것은 엄마가 직접 연주하거나 엄마의 목소리를 들려주는 것이라고 주장한다.

국악이 통합심신치유를 위해 유의미하다는 연구(김현정, 2014)가 진행되었다. 이 연구는 국악이 태교 음악으로 접근될 수 있다는 가능성을 보여 주었다. 국악에는 소리와 장단, 춤사위 속에 '맺고 풀음', '합자연의 미의식', '다이나믹 생명력', '힘', '변화무쌍함', '신명' 등 우리의 맥박과 정서에 자리 잡은 수많은 음악적 특성들이 내재되어 있다(이보형, 1992). 국악의 치료적 특성을 살려 소리나 감상 등을 태교와 연계한다면 유용한 효과를 가져올 수 있을 것으로 보인다.

실제로 국악을 활용한 태교 프로그램들이 진행되고 있는데, 국악을 활용한 국립국악원의 '엄마가 된다는 것에 대하여'(2016)[14]를 비롯하여 '가족과 함께 하는 태교 음악회'(2019)[15]가 지역의 문화회관에서 개최되기도 한다. 산모교실이나 지자체에서 제공하는 국악 태교 프로그램에 참여한 임부들은 그동안 태교 음악을 클래식으로만 알고 있던 편견에서 벗어나는 경험을 하고 있고, 국악을 듣는 동안 태아의 움직임이 활발해졌다고 참여 후기를 남기는 임부가 있다는 것을 볼 때 국악을 태교 음악으로 적용하여 확산시킬 필요성이 크다고 보인다. 이미 국악을 활용한 태교 음반도 출시되고 있다. 가야금이나 소금 해금 대금, 타악기 등을 활용한 연주를 기본으로 하고 있다. 그러나 관련 연구는 부족하므로 국악 태교의 효과성 연구 등은 앞으로 진행되어야 할 필요가 많은 영역이다.

14) 국립국악원에서는 기획공연으로 2016년 9월 28일에 '엄마가 된다는 것에 대한 감사'라는 주제로 국악 태교 음악회를 개최하였다.

15) 평택시에서는 '2019년 가족과 함께 하는 태교 음악회'를 국악 태교 전문강사와 퓨전국악 앙상블 수의 무료공연으로 10월 24일 진행하였다.

| 표 4-2 | 국악 태교 음악회 예시

주최	일시	주제
대구시립국악단	2010년 4월 9일	궁(宮)의 태교
국립국악원	2013년 5월 8일	궁(宮)의 태교 : 왕후의 뜨락
㈜페이스커뮤니케이션 SW아트팩토리	2015년 12월 16일	암마품안愛
국립국악원	2016년 9월 28일	엄마가 된다는 것에 대한 감사
대구시립국악단	2018년 4월 9일	금자동아, 은자동아, 잘 들었니?
평택시	2019년 10월 24일	가족과 함께 하는 태교 음악회

2) 태담 태교

태담 태교란 태중의 아기와 이야기를 나누는 태교를 말한다. 말과 행동을 조심하면서 아기와 이야기를 하다보면 마음이 편안해지면서 아기의 뇌세포를 자극하게 되어 아기의 뇌 발달에 도움이 된다고 알려져 있다. 자궁 안의 태아는 어머니의 음성을 듣는 동시에 움직이는 것을 Forrest(1979)가 초음파로 확인했고, Turby(1978)는 태아가 '자궁 안에서 어머니의 음성을 주의 깊게 듣는다.'고 하였다. 그래서 태담은 여러 면에서 태아의 성장발달은 물론이고 태아의 움직임도 유도하고, 태아가 주의 깊게 듣게 되어 각성 상태로 유도하는 데에 도움을 준다(김정순 · 조결자, 2004)고 하였다. 태아와의 대화가 중요한 까닭은 아기의 존재감을 높이기 위한 것이므로, 아기가 눈앞에 있듯이 대하는 태도를 미리 익히는 것이 중요하다(안기주, 2001)고 한다. 임신 후 5개월이 지나면 일반적으로 태아의 청각이 제 기능을 한다는 것을 보면, 태담과 음악 등 소리를 활용한 청각적 교육으로서의 태교는 임부와 태아에게 매우 유용한 것이 분명하다.

태명 불러주기와 태교 동화 읽어주기

태담은 임부와 태와의 유대관계를 공고히 하고, 태아의 정서 및 지능발달에 의미 있는 교육이 될 수 있다. 부모가 태명을 지어 태아와 이야기를 나눌 때 태명을 불러주는 것은 부모와 자녀 간에 친숙함을 느끼도록 해주며, 정서적인 안정과 발달에 유의미한 과정이 될 수 있을 것이다. 태담 태교를 위한 태교 동화책들이 발간되어 있다. 예를 들어 『아기 뇌가 즐거운 하루 5분 아빠 목소리 엄마 임신 동화책』, 『하루 5분 엄마 목소리』 『하루 5분 아빠 목소리』 등을 비롯하여 『하루 5분 탈무드 태교 동화』, 『아기 뇌가 즐거운 감성 뇌태교 동화』, 『감성 태교 동화』, 『아가야 아빠야』 『태교동화 태담 놀이 : 아빠와 함께 하는 액티비티 감성교육』 등도 이와 같은 종류의 태담 태교를 위한 동화책으로 알려져 있다. 태담 태교를 위해서 통용되고 있는 활동으로는 태명을 불러 주는 것은 물론이고, 그림책과 동화책을 읽어주고 설명하는 것이라든지, 아기를 기다리고 있는 부모의 마음을 편안하고 차분하게 표현하는 것 등도 권하고 있는 방법이다. 임부 혼자만이 아니라 부부가 함께 해 주는 태담은 더 의미가 있는 활동이 된다.

태담 태교의 효과성에 관한 명확한 연구결과를 찾기는 쉽지 않다. 다만 태아 때에 뇌세포가 형성되므로, 발달을 자극할 수 있는 방법 중의 하나로 태담을 말하고 있다.

간호학 연구에서 다음과 같은 연구를 볼 수 있었는데, 태담과 촉각 자극이 임부와 태아 애착에 미치는 효과에 관한 연구(김정순·조결자; 2004)였다. 이 연구에서는 '태담과 촉각 자극의 모-태아 상호작용 증진 프로그램을 적용한 실험군은 적용하지 않은 대조군보다 모-태아 애착 정도가 높을 것이다'라는 가설을 세워 연구한 결과 실험군은 67.00점, 대조군은 58.96점으로 지지되어 이 프로그램이 효과적임을 밝혔다. 즉 태담과 촉각 자극의 프로그램은 어머니와 태아 간의 애착증진에 매우 효과적인 것으로 나타났다. 한편 다문화 가정의 임산부를 대상으로 독서치료 태교 프로그램을 진행한 연구(오연주, 2013)에서는 한국의 문화와 정서를 내용으로 하는 그림책을 선정하여 10회기의 독서활동과 추후 활동으로 구성하여 진행했다. 그 결과 임산부들은 한국 문화에 대한 이해를 잘 하게 됨은 물론이고 모성 정체성 향상에 긍정적인 영향을 미치는 것으로 나타났다고 보고 하였다.

2. 임부의 심신 안정을 위한 태교

전통 태교로부터 전해오듯, 또한 오늘날 과학적인 연구에서도 태아를 잉태한 임부의 심신의 안정은 매우 중요한 태교로 이야기되고 있다. 임부 심신의 안정은 곧 태아 심신의 안정과 발달에 도움이 되기 때문이라고 보고 있다. 심신 안정을 위해서는 음악 태교는 물론이고 미술 태교, 호흡 태교, 침선 태교, 독서 태교, 원예 태교 등을 꼽을 수 있으며 최근에는 향기 태교라는 활동도 회자되고 있다. 이 중 몇 가지를 살펴본다.

1) 미술 태교

미술 태교는 임부가 임신기간 동안 겪게 되는 감정과 경험을 시각화시키고 태아와의 상호작용을 경험하도록 유도하며, 모성으로서의 정체성이나 태아애착 형성에 긍정적인 효과가 있다(우인희 · 전순영, 2016)고 밝혀지고 있다. 임신부의 태교집단 미술치료가 임신부의 심리적 안정에 미치는 영향에 관한 연구(이송희, 2018)에서도 모두 긍정적인 결과 나타났다. 임신부들은 자신의 모습과 태아의 모습을 느끼고 교감하면서 현실적이고 긍정적인 감각을 직시해가는 과정 속에서 스트레스 수치와 우울수치의 감소에 유의미한 변화가 나타났음이 확인 되었다.

한편 8명의 초임 부부를 중심으로 한 태교미술치료의 실험연구(권혜리, 2014)에서는 부부만의 온전한 시간을 경험하고, 미술활동을 통해 감정을 정화시키고, 원 가족 탐색을 통해 자신의 부모상을 확립하며, 작품을 통하여 태아의 존재를 인식하고 부모-태아 애착관계를 형성하는 것을 보였다고 하였다. 콜라주 중심의 태교 미술 프로그램이 임신부의 스트레스에 미치는 효과를 알아본 연구(박주연, 2011)에서도 임신부의 스트레스 감소에 효과적이었음을 밝혔다. 또 다른 연구(안미희, 2016)에서는 임신부의 스트레스 척도검사와 빗속의 사람 그림검사(PITR)[16] 등을 사용하고, 단계별로 관찰 내용을 분석 기술한 사례연구를 실시했는데, 그 결과는 다음과 같았다. 첫째, 태교 미술치료는 임부의 스트레스 척도상의 점수를 평균 12% 정도 감소시켰고, 그림검사상 스트레스는 감소했으며, 대처능력도 향상되는 긍정적인 변화가 나타났다. 그리고 둘째로는 회기별 활동태도, 언어적 표현 및 작품에서의 긍정적인 변화가 나타났다. 즉 미술치료 초기 단계에서 임신과 출산에 대한 막연함, 불안함, 엄마역할에 대한 두려움이 많이 표현되었지만 중·후기로 가면서 임신으로 인한 스트레스를 인식하고 표현하는 과정 가운데 태아에 대한 애착형성과 출산에 대한 두려움이 감소되는 등 긍정적으로 변화를 보인 것으로 나타났다. 셋째는 프로그램에 대한 만족도가 높은 편으로 나타났는데, 특히 자기 신체를 표현하는 회기에 대한 만족도가 높았다. 이는 상호 협동 활동으로 하는 부드러운 감각 활동을 통해서 지지와 심리적 안정감을 느꼈으며, 나아가 이러한 안정감이 태아에 대한 애착에 대한 확산으로 작용했기 때문이라고 분석하였다.

이러한 다양한 태교 미술 프로그램이 임신부의 스트레스 대처 능력 증가에 효과적이라는 점을 확인할 수 있었는데, 임신부들은 앞서 살펴보았듯이 신체적 심리적 변화와 직장 여성의 경우 특히 심한 스트레스를 경험

16) 상담학사전(2016)에 의하면 PITR(person in the rain)은 빗속에 서 있는 사람을 그리게 하여 자아 강도와 스트레스 대처능력의 수준을 확인하는 투사적 그림검사법을 말한다.

하는 상황이므로, 이러한 스트레스 감소를 위한 프로그램의 효과성 검증 결과는 실제 태교에 있어서 유용하게 활용될 수 있다는 점을 시사한다.

매우 흥미롭고 실용적인 연구가 진행되었는데 DIY태교그림책을 기획한 연구였다. 이 연구에서는 자전적인 글쓰기와 미술활동이 임신부의 감정 치유에 도움이 된다는 이론을 토대로 글쓰기와 미술을 접목시킨 연구였다(권태현, 2015). 이 연구에서는 엄마가 태아와 대화하는 형식으로 구성하고, 질문을 통해 마음속으로 대답하고 상상에 이르도록 유도하는 것이었고, 그림 채워 넣기, 포토 틀 제시, 생각 쓰기, 가이드 그림 덧대기, 색칠놀이 등 참여 형태를 다양화하여 자연스러운 참여 유도와 재미를 추가하였다. 물감과 라스텔, 콜라주, 모양 찍기 등 다양한 표현 방법을 접목했다는 점에서 이론을 바탕으로 한 실용적 연구로 의미가 있었다.

2) 침선 태교

침선 태교란 바느질을 중심으로 진행되는 태교를 말한다. 물론 바느질의 내용은 아기와 관련된 물품을 만드는 것과 관계된다. 예를 들면, 태교 뜨개질로 신생아의 모자나 목도리를 만드는 것을 비롯하여, 아기 모빌 만들기, 태교 퀼트 프랑스 자수, 애착 인형 만들기 등도 있다. 전통 태교와 접목하여 배냇저고리 만들기나 두렁치마 만들기 등도 침선 태교의 내용으로 활용되고 있다. 이외에도 아기 용품으로 손 싸개, 아기 태명 자수 놓기, 아기 이불 만들기, 아기 모자 만들기 등 다양한 침선 소재들이 있다.

바느질을 하면서 집중력을 키우고, 특히 아기가 필요한 용품을 만들며 아기와의 애착관계를 형성하는 데 도움이 될 것이라 예상되어 많은 이들이 침선 태교에 관심을 갖고 있고, 처음부터 끝까지 완성이 어려운 이들을 위해 DIY 제품이나 반제품으로 생산되어 보급되고 있는 것도 많다. 『손바느질로 만드는 아기소품 : 태교바느질 DIY키트』(김민지 · 마호, 2015), 『바느질태교』(이은하, 2012), 『엄마마음, 태교바느질』(이은하, 2015) 등도 침선 태교를 위한 책으로 출간되어 활용되고 있다.

한편 최근 왕실 태교 프로그램이 진행되면서 왕실에서 어떠한 태교를 했을까 궁금해 하면서 참여하는 임부들이 있다. 이때의 주된 내용은 침선 태교가 중심에 있다. 왕비가 처소에서 불로장생을 대표하는 병풍의 십장생도를 자수하여 손재주와 집중력을 키워주며, 심리적으로 안정을 주어 태교에 도움을 받았다는 것에 집중하고 있다.

국립 고궁박물관에서 진행되는 왕실 태교 프로그램은 임신부 20명을 대상으로 평일반과 주말반이 진행되고 있다. 조선왕실의 태교 문화를 이해하는 시간과 나만의 태교 일기책 만들기를 기본적으로 하고, 침선 태교인 배냇저고리 만들기 1,2, 턱받이 만들기, 버선 만들기를 4회차에 걸쳐 진행하고 있다. 이 프로그램은 관련 연구(오성민, 2015)가 발표되면서 확산되기 시작했다. 이 연구는 '국립 고궁박물관 임신부 대상 태교 프로그램 연구'였다. 여기서는 예비 할머니 할아버지를 대상으로 하는 태교 프로그램도 선보였다. 이 모두 그 중심은 침선 태교가 강조되어 있다는 점을 볼 수 있다. 이 프로그램의 예시는 〈표 4-3〉과 〈표 4-4〉에 나타내었다.

| 표 4-3 | 왕실 태교 – 우리 아이 왕자님 공주님처럼 키우기

회차	수업내용	
1	강의 및 전시실관람	조선왕실의 임신, 태교, 출산풍속에 대해 알아본다.
		국립고궁박물관의 왕실의 의례실을 관람한다.
	나만의 태교 일기책 만들기	교재 겸용 태교일기책을 옛 장황(裝潢)형태로 만든다.
		비단으로 표지를 만들고, 선장(繕裝, 오침안정법)한다.
2	배냇저고리 만들기 I	본뜨기
		앞길, 고대, 도련, 수구 바느질
3	배냇저고리 만들기 II	시접정리하고 꺾어 뒤집기
		배래 바느질하고 시접정리하고 꺾어 뒤집기
		다림질, 실끈 달기
4	두렁치마 만들기 I	본뜨기
		겉감, 안감 마주해서 시침하고, 치마밑단 옆선 바느질
5	태교 음식 만들기	태교 음식 만들고 시식하기
6	두렁치마 만들기 II	시접정리해서 꺾어 뒤집기
		주름잡고 허릿단을 허리선에 붙이기
		치마끈을 만들어 허릿단에 넣고 바느질한 뒤 안쪽 마무리
7	턱받이 만들기	본뜨기
		바느질한 다음 시접을 정리해서 꺾어 뒤집기
		끈 달기
8	배꼽싸개 쑥 주머니 만들기	배꼽싸개 끈 달기
		쑥 주머니
		전체 강좌 마무리 및 수료식

출처: 오성민(2015). 국립고궁박물관 임신부 대상 태교 프로그램 연구. 중앙대학교 예술대학원 석사학위논문. pp. 49–50 참조

| 표 4-4 | 예비 할머니 할아버지 대상 태교 프로그램

<table>
<tr><th>구분</th><th colspan="2">내용</th></tr>
<tr><td>교육명</td><td colspan="2">왕실 태교 – 할머니의 선물</td></tr>
<tr><td>교육 목적</td><td colspan="2">예비 할머니들이 우수한 우리 왕실문화를 체험해 보는 과정으로 손주에게 입힐 배냇저고리 만들기, 임신한 며느리나 딸을 위해 태교 음식과 태교 수첩 만들기 등 총 4회 과정으로 구성되어 있다</td></tr>
<tr><td>교육 대상</td><td colspan="2">예비 할머니 20명(할아버지도 참여 가능) 교육비 2만5천원</td></tr>
<tr><td rowspan="2">1회</td><td>강의 및
전시실 관람</td><td>조선왕실의 임신, 태교, 출산 풍속에 대해 알아본다.
국립고궁박물관 전시실(왕실의 의례실)을 관람한다.</td></tr>
<tr><td>나만의 태교
수첩 만들기</td><td>교재 겸용 태교 수첩을 배단표지로 해서 오침안정법으로 만든다.</td></tr>
<tr><td>2회</td><td>배냇저고리 만들기 I</td><td>배냇저고리 본뜨기, 배냇저고리 앞길, 고대, 도련, 수구 바느질</td></tr>
<tr><td>3회</td><td>배냇저고리 만들기 II</td><td>시접 정리해서 꺾어 뒤집기
배래 바느질하고 시접정리, 실끈 달기, 버선 만들기</td></tr>
<tr><td>4회</td><td>태교 음식 만들기</td><td>태교 음식 만들고 시식하기 및 전체 강좌 마무리</td></tr>
</table>

출처: 오석민(2015). 국립고궁박물관 임신부 대상 태교 프로그램 연구. 중앙대학교 예술대학원 석사학위논문. p. 51 참조

다만, 침선 태교 활동이 임부로 하여금 심리적인 안정을 주고, 태아와의 애착관계를 형성할 것이라는 점은 미술 태교와 크게 다르지 않다고 보는데, 후속연구자들이 침선 태교에 대하여 보다 과학적인 연구방법을 적용하여 효과성 검증 연구를 해야 할 것으로 보인다.

3. 임부의 신체 활동 중심의 태교

임신한 임부는 점점 몸이 무거워지면서 활동이 둔해지고 힘들어질 수 있다. 더욱이 적절한 움직임이 없을 때에는 오히려 지나치게 태아가 커지게 되어 출산 때에 더 크게 어려움을 겪을 수 있다. 이러한 대비책으로 임부가 적절한 신체활동을 통하여 임부의 건강도 지키고, 출산도 잘 할 수 있도록 돕는 태교가 이에 해당한다. 이들 태교로는 몸의 균형과 건강을 유지시켜 줄 수 있는 체조 태교., 요가 태교, 발레 태교, 필라테스 태교 등이 있다. 임신을 하기 전 몸무게보다 크게 증가한 몸무게를 잘 유지해서 움직여야 하지만, 움직임이 둔해지고, 균형을 못 잡아 넘어지게 되는 경우도 발생한다. 이러한 어려움을 극복하고 건강한 신체를 유지하는 것이 태교를 하는데 빼 놓을 수 없는 중요한 부분이다.

임신 중의 운동은 적응 능력을 유지·향상시키고, 지나친 체중 증가를 억제시키며, 정신적인 안정감을 주는 것은 물론이고, 자기 이미지의 향상, 통제 능력 향상, 외모 및 자세 개선, 에너지 증가, 긴장 완화, 숙면 등의 장점(한성수, 2000)을 갖게 한다. 그리고 태아에게는 탯줄을 통해서 산소나 영양소를 섭취할 수 있도록 하고, 태아의 뇌를 활성화하는 동시에 건강한 아기의 출산에 대한 기본적 효과를 줄 수 있다(박문일, 2002)고 보고되었다. 즉 임신부의 규칙적인 운동은 컨디션을 유지시켜 주고, 발생할 수 있는 각종 질환에 대한 예방 차원에서도 의미가 있다.

요가나 체조, 스트레칭 등은 임부에게 적합한 태교 운동 프로그램(남서원, 2016)으로 제안되고 있다. 이러한 운동은 저강도 운동으로 신체적 정서적으로 긴장상태를 풀어준다는 것이다. 태교 체조는 임부들이 가장 선호하는 프로그램으로 긍정적 효과를 가져왔다고 보고되었다. 이 연구에서는 임신부들에게 스트레스 불안 및 태아애착에 심리적인 안정과 긍정적인 사고의 변화, 태아애착형성에 효과가 있다는 점을 확인하고, 전국의 여성병원이나 산부인과, 임신부를 대상으로 하는 문화센터 프로그램에 널리 보급되어야 한 것을 제안하였다. 위 연구(남서원, 2016)에 제시된 임신기간 중 필요한 운동법과 효과는 〈표 4-5〉와 같다.

| 표 4-5 | 임신기간 중 태교에 필요한 운동법과 효과

<table>
<tr><th>운동명</th><th>운동법</th><th>운동효과</th></tr>
<tr><td>목운동</td><td>• 자세를 바르게 하고 앉는다.
• 고개를 숙여 배꼽을 바라본다.
• 고개를 뒤로 넘겨준다.
• 머리를 좌우로 어깨에 귀가 닿을 듯 기울여 준다.</td><td rowspan="3">굳은 어깨를 풀어준다.</td></tr>
<tr><td>어깨 돌리기</td><td>• 두 손을 어깨 위로 올린다.
• 숨을 마시며 팔꿈치가 닿을 듯 만나 앞에서 뒤로 어깨 회전근을 사용하여 큰 원을 그려준다.
• 같은 방법으로 뒤에서 앞으로 돌린다.</td></tr>
<tr><td>어깨 들어올리기</td><td>• 숨을 들이 마시며 어깨를 귀에 닿도록 돌린다.
• 숨을 내 쉬며 어깨를 툭 떨군다.</td></tr>
<tr><td>손발 털어주기</td><td>• 바닥에 등을 대고 누워 손발을 자연스럽게 들어올린다.
• 몸에 힘을 풀고 편안하게 손발을 털어준다.</td><td rowspan="2">손과 발의 부종을 없애준다.</td></tr>
<tr><td>발목운동</td><td>• 두 다리를 뻗고 앉는다.
• 발끝을 몸 쪽으로 당겨준다.
• 발끝을 바닥으로 밀어준다.
• 천천히 양 발목을 돌려준다.</td></tr>
</table>

<table>
<tr><td>발마사지</td><td>• 무릎을 세워 골반 넓이보다 넓게 벌리고 앉는다.
• 양손으로 무릎부터 발목까지 쓸어내린다.
• 종아리 뒤쪽 중심선을 손가락으로 지압하듯 꾹꾹 눌러 준다.</td><td></td></tr>
<tr><td>골반돌리기</td><td>• 선 자세에서 다리를 어깨 넓이로 벌리고 양손은 허리에 올려놓는다.
• 엉덩이를 앞, 뒤, 자, 우로 밀어준다.
• 천천히 원을 그리듯이 골반을 돌려준다.</td><td rowspan="3">허리근력 강화로 통증을 완화시켜 준다.</td></tr>
<tr><td>고양이자세</td><td>• 기는 자세에서 시선은 정면을 바라본다.
• 손은 어깨에서 바로 내려오는 지점에 바닥을 짚는다.
• 숨을 들이쉬며 최대한 등을 둥글게 말아 올린다.
• 숨을 내쉬며 목을 뒤로 젖혀 턱을 위로 밀고 허리를 낮춘다.</td></tr>
<tr><td>다리자세
(브릿지 자세)</td><td>• 등을 대고 누워 무릎을 세운다. 발뒤꿈치는 엉덩이에 닿도록 끌어당긴다.
• 허리와 엉덩이를 천천히 들어올린다.
• 허리부터 천천히 내려준다.</td></tr>
<tr><td>옆구리 늘리기</td><td>• 반가부좌 자세에서 양손을 깍지 끼고 가슴 앞으로 밀어 주고 시선은 배꼽을 바라본다.
• 깍지 낀 손을 위로 올려 좌-우 몸을 늘리듯이 기울인다.</td><td rowspan="2">소화 장애를 해소해 준다.</td></tr>
<tr><td>바람 빼기</td><td>• 바닥에 등을 대고 눕는다.
• 오른쪽 무릎에 깍지를 끼고 숨을 들이마신다.
• 무릎을 가슴 쪽으로 당기며 숨을 내쉰다.
• 반대쪽도 같은 방법으로 한다.</td></tr>
<tr><td>고관절 스트레칭
(비둘기자세)</td><td>• 바닥에 앉아 오른쪽 다리는 안으로 접어준다. 왼쪽 다리는 옆으로 뻗는다.
• 양손은 바닥을 짚고 상체를 오른쪽으로 천천히 들어 고관절을 자극한다.
• 반대 방향도 같은 방법으로 해준다.</td><td rowspan="2">틀어진 골반의 균형을 잡아준다</td></tr>
<tr><td>나비자세
(골반 열기)</td><td>• 양발바닥을 마주 붙여 양손으로 발끝을 잡는다.
• 허리는 세우고 양 무릎을 위 아래로 털어준다.
• 시선은 정면을 바라보고 상체를 천천히 숙여준다.</td></tr>
</table>

방아자세	• 두 손을 머리 뒤로 깍지 끼고 왼발은 안으로 접고, 오른발은 밖으로 접는다. • 오른쪽으로 상체를 기울이고 시선은 반대쪽 팔꿈치를 바라본다. • 몸을 세우고 허리를 반대 방향으로 돌려준다. • 반대 방향도 같은 방법으로 해준다.	

출처: 남서원(2016). 태교 운동 프로그램이 임신부의 스트레스, 불안 및 태아애착에 미치는 효과. 명지대학교 대학원 박사학위논문 pp.19-20 내용을 정리하여 제시한 것임.

이외에도 동요를 이용한 율동체조 프로그램(김지연, 2013)이나 발레 태교, 태교 무용 등이 임신부들에게 유용하게 활용되는 것으로 제안되고 있다. 춤사위를 활용한 태교 프로그램이 임신부의 심리적인 안정에도 도움이 된다는 연구(김한나, 2010)도 보고되었다.

한편 발레 태교 연구(김채원, 2017)를 보면, 발레를 임신부에게 적용한 연구들은 예술 태교와 심신안정이 중점적이며, 임신부의 심리적인 건강에 관한 연구라고 분석하고 있다. 발레 자세와 기본 동작들을 이용하여 임신부의 체형 변화에 맞춘 동작을 제시하고, 특히 동작 단계별로 적용 시의 주의사항과 지도자의 해부학적 지식을 위한 조언, 수행시 관련되는 근육들을 제시하여 임신부의 근력 강화와 근육의 유연성을 위한 동작을 소개하였다.

임신 상태를 고려하지 않은 무리한 운동은 득보다 실이 더 클 수 있으며, 심장이나 폐질환 등이 합병된 임신부는 운동이 금기시 될 수 있으므로 임신 중에 적합한 운동에 대한 지침이 필요(홍성연 · 배진영, 2016)하다고 보고 있다.

4. 복합적인 태교

임부가 태교를 함에 있어서 특별히 한 가지만 중요하다고 할 수 없다. 태교 방법도 유행에 따르는 경우도 많다. 태교를 위해서는 태아와의 교감도, 임부의 심신의 안정과 건강한 활동도 모두 신경 써야 할 부분이다. 최근에는 이러한 사항을 감안한 다양한 태교 활동이 등장하고 있다. 또한 관련 연구를 통해 태교의 효과성을 입증해 가고 있다. 이에 해당하는 것은 숲 태교, 여행 태교, 차명상 태교, 태교 다례, 일기 태교, 뇌 태교, 영재 태교, 웃음 태교, 성품 태교 등 매우 다양하다. 그리고 한국 사회에서 종교가 갖는 위치는 매우 큰데, 종교별로도 다양한 태교를 강조하고 있다는 점도 주목해 볼 내용들이다. 이 중 몇 가지를 살펴본다.

1) 숲 태교

국립암센터가 진행했던 연구결과에 따르면, 임산부가 미세먼지에 노출될 경우 조산이나 저체중아 출산 같은 문제가 발생하는 것으로 나타났다. 그리고 태어난 이후에도 신생아 고혈압 증상이 나타나는 등 미세먼지가 분만 이후에도 지속적으로 영향을 미치는 것으로 드러났다. 이러한 환경에서 관심을 끌고 있는 것이 숲 태교이다. 산림청에 따르면 전국에 22개의 산림치유시설에 4월부터 숲 태교 프로그램이 시작되었다. 숲 태교(forest prental education)서비스는 '국립산림치유원'과 '치유의 숲' 등 전국 22개 산림치유시설에서 임신 16-32주 사이의 임신부 또는 임신 부부를 대상으로 제공되고 있다. 숲 태교를 통해서 임부들은 스트레스 해소와 피로를 감소시키고, 무력감을 개선하며 행복감과 태아에 대한 애착을 향상시키는 효과가 있는 것으로 파악되었다. 아름다운 숲의 경관을 감상하고, 숲속에서 나는 소리를 들으며, 그리고 피톤치드나 음이온 같은 산림만이 갖고 있는 고유의 환경요소를 활용하여 임부와 태아가 서로 교감할 수 있도록 만들면서 임부의 건강도 증진할 수 있도록 돕는 활동이라고 할 수 있다.

아유르베다 요법을 활용한 숲 태교 프로그램(이미나, 2015)으로 박사학위논문이 발표되었다. 아유르베다(Ayurveda)는 인도의 전통의학으로 인간 삶의 모든 면이 전체적인 건강에 영향을 미친다고 한다. 이는 일상생활과 관련하여 행복, 조화, 만족, 기쁨을 가져다주는 통찰의 기술이며, 종합적이고 총체적인 치유기술이라 할 수 있다. 이 연구에서는 체질을 구분하여 체질에 맞는 다양한 아유르베다 요법들 중에서 식이요법, 마사지, 호흡요법, 컬러요법, 만뜨라(mantra) 명상, 아스트롤로지를 중심으로 회기별로 프로그램과 활동 내용에 적용한 결과를 보면 임신부부의 정체성과 태아 애착 정도를 높이는 효과를 가져왔다고 보고하였다.

또 다른 연구로 숲 태교 프로그램을 진행한 연구(장선희, 2015)에 따르면 2박 3일 동안 국립자연휴양림에서 임부를 위한 오감체험, 숲속 음악회, 풍욕 체험, 자연물 액자 만들기, photo story 등으로 구성하여 실시하였다. 그 결과, 임산부의 스트레스 감소와 정서안정에 긍정적인 영향을 미치는 것으로 나타났음을 보고하였다. 또한 배우자와 함께 하는 숲 태교 프로그램을 연구한 바(박석희 외 7인, 2017)에 따르면 숲 태교 프로그램 실시 후 임부의 스트레스가 감소하였고, 자신감-낙관, 만족-평온 요인이 유의하게 증가하였고, 근심-두려움, 긴장-불안 요인은 유의하게 감소한 것으로 나타났다. 임신부의 행복감을 증진시키고 부정적 정서요인은 감소하는 결과를 보였다.

2) 태교 다례

태교 다례는 차(茶)를 달여 마시면서 몸과 마음을 수련하고, 마음의 안정을 찾는데 적합한 태교활동이다. 일명 다도 태교라는 용어로도 사용하고 있는데, 태교 다례로 표현함이 적합하다고 본다. 다례는 물과 찻잎과 도자기를 중심으로 이루어진다. 즉 자연을 기본으로 하는 것으로 자연을 경외하는 마음으로 차를 대하며, 마음가짐, 몸가짐 등을 바르게 하고, 삶을 여유롭고 평화롭게 이끌게 한다. 차에도 카페인 성분이 있지만, 커피나 다른 음료에 비해 그 성분 함량이 높지 않아서 심신의 수련과 안정을 위해 활용하는 매체가 될 수 있다.

사주당 이씨의 『태교신기』를 기본으로 하여 다례를 태교에 연계시킨 연구는 2001년의 김정은 연구로부터 시작된다. 즉 차생활을 통하여 『태교신기』에서 강조하고 있는 심신의 안정을 도모하고, 찻잎 따기, 차 만들기를 비롯하여 차를 우려 마시는 일련의 과정이 바른 몸가짐을 요구하는 수련과 임부의 덕(德)을 함양하는 데에 적합하다고 본 것이다. 또한 섭생에 있어서 차를 몸으로 마시는 것으로만 해석하지 않고 마음으로 마셔야 하며, 차를 마시는 아름다운 습관을 몸에 길들이는 것은 태교에 매우 유익할 것으로 보았다. 이러한 연구를 근간으로 차생활과 태교를 연결시킨 후속 연구들이 일부 시도되기 시작했다. 태교를 위한 차생활 프로그램에 대한 연구(김옥순, 2009)에서도 차생활을 하면, 맑고 깨끗한 심성과 몸가짐, 섭생을 중시하기 때문에 태교를 행하는 자세와도 관련지을 수 있다고 주장하였다.

한편 태교 다례를 태교현장에 접목하여 적극적으로 보급하는 활동들이 나타나고 있다. 대표적인 예를 보면, 시흥시에서는 2017년 영모재(시흥시 향토유적 제4호)에서 경기도문화재단 지원 사업으로 (사)예명원의 박영자 박사가 주관하여 9월 21일부터 11월 16일까지 태교 다례 프로그램을 운영했다. 태중 교육을 위해 사주당 이씨의 『태교신기』에 근거하여 모성 태교, 부성 태교, 섭생에 대해 알아보고, 차를 음미하며 바른 몸가짐과 마음가짐을 갖추고 태교 음악으로 마음을 편안하게 했다. 태아에게 보내는 시 짓기, 숲에서의 고요한 산책, 아기 방 문패 만들기, 아기의 무병장수를 기원하는 배냇저고리 만들기 등 예비엄마들을 위한 교육이 이루어졌다. 태교 다례는 경기도의 문화공감 지원사업의 일환으로 2019년에도 지속사업으로 진행되었다. 이외에 박물관 학교에서 진행되는 왕실 태교에서도 차(茶)를 이용한 태교 다례를 접목해서 운영하고, 침선 태교와 명상 태교 등과도 연계한 다양한 프로그램들이 소개되고 있다.

한 예로 시립양주회암사지박물관 교육으로 진행되는 6주차 왕실 태교 프로그램을 보면 〈표 4-6〉과 같다.

| 표 4-6 | 회암사지박물관 왕실 태교 프로그램 예시

1주차	왕실 태교의 시작, 태교 수첩 만들기
2주차	태아의 감성을 깨우는 예술 태교(왕실의 예술과 우리 아기 태명 적기)
3주차	우리 공주, 왕자 첫 번째 옷 만들기 1 (배냇저고리 만들기 1)
4주차	우리 공주, 왕자 첫 번째 옷 만들기 2 (배냇저고리 만들기 2)
5주차	건강한 엄마, 건강한 아기 건강 태교 (임산부의 건강 및 음식 강의, 아기의 첫 목욕 입욕제 만들기)
6주차	차 향기와 함께 하는 휴식 태교(임산부를 위한 다도와 왕실의 차)

이외에 태교를 위한 복합적인 내용으로 명상과 침선을 접목하여 태교콘텐츠를 구안한 연구(조은숙, 2020)도 발표될 예정이다. 이러한 연구들은 차, 명상, 음악, 침선 등을 활용한 복합적인 태교 프로그램으로 의미를 담고 있다.

3) 종교별 태교

종교별 태교에 관한 내용(김옥순, 2010)을 정리한 논문을 참고해 보면, 유교, 불교, 기독교, 천도교, 원불교에서 강조한 태교 내용을 볼 수 있다. 이들은 상이한 듯하나 공통된 내용이 주장되고 있다. 각 종교에서 강조하는 성현의 말씀과 종교서적을 잘 보고 들으며, 기도생활을 통하여 은혜와 사랑을 발견하고, 임부가 심리적인 안정을 통해서 건강한 아기를 출산할 것을 강조하고 있다는 점이다.

유교에서는 유교의 이상적인 인간상인 군자를 낳는 것이고, 불교에서는 지혜롭고 자비로운 자주적인 인간을 낳는 것이라고 보고 있다(예철해, 2006). 이러한 태교는 서구의 태교에 많은 영향을 받고 있는 현대에도 그대로 접목될 수 있는 부분이 많다고 평가하고 있다.

| 표 4-7 | 종교별 태교의 구성과 내용

구분	내용	특징
유교	중국의 영향으로 일반적으로 알고 있는 전통 태교의 내용을 강조함	임부의 언행, 섭생, 행동 등에 의해 태아의 기질과 성품이 결정되므로 임부의 태교가 중요하다고 강조함
불교	'연기'에 근거한 윤회사상에서 근거를 찾을 수 있음. 태교에 관한 직접적인 교설은 남겨놓지 않고 있지만, 태교의 중요성과 구체적 사례를 남겨 놓음	자녀의 도리로서 부모의 은혜와 그 보답을 깨닫게 하는 경전으로 부모은중경을 통하여 태교를 강조함
기독교	하나님의 피조물인 인간은 하나님의 뜻에 의해 따라야 함을 강조함	인간이 잉태하는 것도 하나님의 뜻에 의한 것이므로, 그에 따라 잘 낳아 양육해야 함을 강조함
천주교	생명윤리에 입각한 태교를 강조함	태아와 임부의 인권을 위한 노력이 필요하다고 봄
천도교	人乃天의 인간관에 입각하여 출생 전 태교에 대해서도 신성시하는 태아 신성관을 보임	임부에게 자기수행과 태교 실천을 강조함
원불교	교육은 세계를 진화시키는 근원이며 인류문명의 기초라고 함	전통사회 태교와 큰 차이는 없음. 태교를 평생교육차원에서 다루고 있음

출처: 김옥순(2010). 태교를 위한 차생활 프로그램 인식에 관한 연구, 원광대학교 도양대학원 석사학위논문에서 발췌하고 추가하여 재정리한 것임

불교에서의 태교는 앞서 고찰한 문헌 중에 『부모은중경』을 통해서 살펴본 바와 같다. 불교에서는 생명의 시작이 '연기'부터 시작된다고 한다. 즉 윤회사상에서 근거를 찾아볼 수 있는 것으로 우리 인간이 한 평생으로 마감이 되는 것이 아니라 무한한 미래까지 자신이 지은 업에 따라 윤회하게 된다는 것을 강조한다. 따라서 불교의 생명관에서는 모든 생명이 어머니 태중에서 수태한다는 것은 생육(生育)이라 하고, 어머니의 수태 후 일생을 마칠 때까지를 본유(本有)라 한다. 그리고 죽음을 맞이하는 것을 사유(死有), 죽은 후 그의 업에 따라 생을 받기까지를 중유(中有)라고 구분하고 있다(예철해, 2006). 불교에서는 불교태교기도문(2013)이 출간되어 판매되고 있다. 불교태교 사례에 관한 글도 회자되고 있다.

기독교에서는 창조주 하나님께서 생명을 주관하실 때 태아를 인격으로 관계 하시며, 계획으로 이루어 하나님과 닮은 태아를 인간에게 선물로 보내어 하나님을 찬양케 하고자 한다고 하였다(김옥순, 2010)

천주교에서는 특히 생명윤리를 강조하고 있어서 사회적으로 임신과 낙태에 관한 이슈가 떠오를 때마다 태아와 임부의 인권을 위한 각성을 촉구해왔다. 낙태가 여성의 인권을 보장한다는 논리보다 태아생명과 여성임신을 축복으로 받아들일 수 있는 환경조성이 안 되어 있는 것이 여성인권보호를 위해 해결되어야 할 더 문제라는 관점이다. 천주교 신자를 위한 로하스 그레고리안 태교 음악이 제품화되어 판매되고 있고, 신자들은 태교 음악에 대한 관심과 더불어 태교를 위한 성경 필사를 하기도 한다.

한편 천주교 서울대교구 생명위원에서는 임신부를 위한 태교 음악회와 임신부 축복미사(2010.5.18.)를 진행했었다. 성당에서 실시하는 이 태교 프로그램은 신자와 비신자를 구분하지 않고 시행되고 있고, 프로그램에 참여한 사람들의 만족도가 높은 것으로 나타났다. 의정부 금촌 2 성당에서 이루어진 프로그램의 예시는 〈표 4-8〉과 같다.

| 표 4-8 | 성당의 태교 프로그램 예시

구분	프로그램 내용	
1회기	◈ 여는 모임(서로 인사, 프로그램 안내)	◈ 축복미사, 다과
2회기	◈ 아기용품(딸랑이) 만들기	◈ 만남의 시간
3회기	◈ 매듭 묵주 만들기	◈ 만남의 시간
4회기	◈ 숲 태교	◈ 만남의 시간
5회기	◈ 스카프 빔 만들기	◈ 만남의 시간
6회기	◈ 하느님을 보여주시는 예수님	◈ 만남의 시간
7회기	◈ 건강한 먹거리 이야기	◈ 만남의 시간
8회기	◈ 모임(마무리 소감 마누기, 소담스런 음식)	◈ 만남의 시간

이러한 종교적 태도의 궁극적 목적은 종교별 반목이 아니라, 자신의 종교에서 지향하는 종교원리에 입각하여 건강하고 심성이 바른 아이를 낳고, 임부의 건강을 바라는 공통적 관점을 갖고 있다는 것에 주목해야 한다.

5. 일상생활 태교와 금기

임신 중 섭취하는 음식에 따라 모체의 건강은 물론이고 태아의 건강과 지능에 영향을 미칠 수 있다. 오늘날과 같이 안전한 먹거리와 건강에 대한 관심이 높은 시기에는 특히 임신 중 임부와 태아를 위한 음식 태교는 일상생활에서 매우 중요하게 임해야 할 일상생활 태교라 할 수 있다. 따라서 영양관리를 위해 편식 없이 영양소의 종류와 식재료의 질을 고려하여 음식을 골고루 섭취하여 균형 잡힌 식생활을 유지하는 것이 기본이 되어야 한다. 임신 중 영양 상태는 태아의 뇌 발달과 신체발달에 직접적인 영향을 미치므로 몸에 좋은 음식만을 골라서 먹는 것이 아니라, 규칙적이고 계획된 식사를 통해서 충분한 영양 공급이 필요하다. 이것이 태아의 발달에 도움을 주는 태교를 위한 식생활의 기본이라고 할 수 있다.

일상생활 태교에서 음식 태교는 기본

태교 음식 연구(류영아, 2014)에 따르면, 임부 중 60.4%가 음식 태교를 실천한 것으로 나타났다. 전통 사회나 현대 사회에서나 태교 음식을 섭취하는 것은 건강한 아기 출산이 목적이라고 하였다. 임부들이 태교 음식 실천을 하는 것은 임신된 것을 알고부터 대부분 시작하였고, 관련 정보는 친정 부모나 대중매체에 의존하는 경우가 가장 많았다. 태교 음식을 실천할 때에는 가족들이 대부분 많이 협조하고 있고, 가장 도움을 준 가족은 친정 부모이며, 직접 만들어 주시는 것으로 나타났다. 반면 태교 음식 실천을 하지 못한 경우는 태교 음식에 관한 정보 부족이 가장 많았다. 체내 무기질의 흡수율을 떨어뜨리는 커피는 되도록 마시지 않으며, 임신 말기에는 염분과 수분을 제한하고, 무분별한 한약 복용은 하지 않는 것으로 나타났다. 대부분 임신 출산을 경험한 여성들은 태교를 실천하고 있고, 특히 음식 태교를 가장 많이 실천하는 것으로 나타났다고 보고하고 있다.

음식 태교를 하는 방법으로 다음과 같은 방법(류영아, 2014)을 제시하고 있다.

→ 음식 태교　　일상생활 태교에서 음식 태교

1. 임신부와 태아의 건강에 유해한 음식물 섭취를 제한한다. (술, 커피, 탄산음료, 농약이 묻은 음식물, 상한 음식물, 전염성균 보균 가능성이 있는 회 종류 등)
2. 유사연상작용에 의해 태아의 형상에 기형을 유발하는 음식으로 인식되고 있는 것도 섭취를 제한한다. 금기하는 음식을 먹는다고 꼭 기형적인 형상을 닮는다고 할 수 없지만, 좋지 않다고 하는 음식은 피하는 것이 좋다. 이는 건강한 아기를 낳고자 하는 임부의 소망이 반영된 행위라 볼 수 있다.
3. 전달하는 이미지가 좋지 못한 음식물은 종류에 관계없이 섭취하지 않는다. (예: 식탁에서 떨어뜨린 음식물, 과일의 귀퉁이 등)

임부가 입을 수 있는 편하고 따뜻한 옷차림에 주의하는 것은 필수이다. 그리고 주택 내에서의 안전사고에 유의해야 한다. 주택 내의 공기오염방지나 실내 온도와 습도 유지 등도 신경 써야 할 일상생활 태교이다. 특히 집안의 가구나 기둥의 모서리에 부딪히거나 계단에서 넘어지는 일들이 없어야 한다. 또한 주방기기 사용에서의 화기나 조리용구의 위험성도 신경 써야 하며, 미끄러운 욕실 바닥에 대한 주의, 반듯한 자세를 유지함으로써 실내에서 이동할 때에도 넘어지지 않도록 하는 생활 태교도 잊지 말아야 한다. 그리고 지나친 청결을 위한 세제사용이나 플라스틱 일회용품 사용 등도 자제해야 할 필요가 있다. 임부들에게 일상생활에서 발생할 수 있는 위험 사고에도 항상 유의해야만 한다.

한편 태아의 안전 상태를 염려하는 임부들은 일상에서도 태아상태를 점검하고 싶어 한다. 이러한 요구에 맞춰 개발된 스마트 기기가 있다. 우리나라 벤처기업이 만든 스키퍼(skeeper) 마마엡은 산모와 태아를 위한 스마트 청진기이다. 스키퍼는 여러 기능이 있으나 그 중 가장 사용 빈도가 높은 기능은 태아의 심장소리를 언제 어디서나 들을 수 있도록 해주는 기능이다. 한 마케팅 기관 조사에 따르면 임신시기에 체험했던 기억 중에 가장 인상적인 기억으로 대다수 부부들은 아기의 초음파 사진보다는 심장소리를 들었을 때라고 한 것으로 나타났다. 이 앱은 임신부의 건강관리 프로그램과 스트레스 관리, 그리고 임부의 심장소리를 이용한 태교 음악 제공과 같은 기능도 포함되어 있다. 또한 영유아의 심박수를 분석하여 건강상태를 주기적으로 확인할 수 있도록 해준다. 이외에도 영유아용 앱인 스키퍼 베이비, 어른을 위한 스키퍼 하트 등이 있다. 이러한 기기도 실제 일상생활 태교로 활용할 수 있는 방법이 될 수 있다.

제5장
한국 태교 문화를 위한 재고

제5장

한국 태교 문화를 위한 재고

태교는 과거 오래 전부터 현재까지 이어지고 있지만 시대적 특성을 비롯하여 사회문화적 제도와 그 시대 사람들의 인식이나 대중문화, 그리고 유행과도 관계가 깊다. 세대별로 겪었던 임신부들과 배우자, 주변 사람들이 바라본 태교 경험을 보면 당시의 생활문화까지 엿볼 수 있다. 이러한 태교 경험을 문화기술적 관점에서 몇 가지 살펴보기로 한다.

1. 태교에 관한 문화기술적 기록

문화기술학적 접근은 인간의 삶에서 다양한 문화현상의 기술을 통해 이해의 과정을 확산시키는 것으로 관찰과 면담 등을 연구방법으로 적용하여 사회구성원으로서 갖고 있는 의식이나 언어, 행동과 습관 등 일상적인 생활에서 얻은 내용을 분석하는 접근방식이다. 이는 실제 교육현장에서 적용할 수 있는 예시를 제공하며 당시대 사람들의 생활상을 파악할 수 있도록 돕는다. 우리나라 여성과 남성, 가족들이 겪은 태교에 관한 문화기술학적 접근은 태교 연구에 유용한 자료가 된다. 이에 몇몇 태교를 경험한 당사자와 관찰자들의 면담을 통해 정리된 내용을 제시하였다. 태교는 그 시대상을 반영하므로 당시에 유행했던 다양한 태교법도 알 수 있다. 또한 태교를 바라보는 가족과 사회의식도 살펴볼 수 있다. 이들 사례는 2019년 12월에 면담 참여에 동의한 사람들이 경험했던 이야기들이다. 면담은 약 30분에서 1시간 정도 소요되었으며, 그들의 이야기를 듣고, 재정리하여 참여자들의 확인을 받은 후 기록하였다.

| 표 5-1 | 태교에 관한 문화기술적 면담에 참여한 대상자

구분	연령	성별	관점	면담에 기록된 출산 시기와 출산아기의 성별
사례1	26세	여성	관찰자	2019년 아들
사례2	39세	남성	관찰자 및 참여자	2016년 아들
사례3	57세	여성	참여자	1990년 아들, 1994년 딸
사례4	64세	여성	참여자	1983년 아들, 1985년 아들
사례5	67세	여성	참여자	1978년 아들, 1980년 아들

사례 1

내가 바라본 동료의 태교

나의 동료는 26살인 2019년 아들을 출산했다. 첫째 임신 후 유산을 경험한 동료는 심리적으로 굉장히 힘들어했다. 여성이 임신한다는 것은 직장생활에서 너무도 쉽지 않은 것이라는 걸 직접 보면서 아무리 육아 휴직 제도가 있더라도 과거와 달라진 게 크게 없고, 임신을 축하하고 배려하는 직장문화는 아직은 먼 이야기 같아서 답답했다. 나중에 나에게도 다가 올 결혼과 임신 과정이 어떻게 다가오게 될까 걱정이 앞섰다. 그 동료가 유산을 한 이유는 많겠지만 아마도 많은 고객을 상대하는 서비스업종의 특수성도 있었을 것 같다. 같이 일하는 사람들에게 자신의 임신으로 인해 업무과중 피해를 줄까봐도 걱정했고, 고객을 응대하면서 받았던 스트레스에도 원인이 되지 않았을까 생각되었다.

두 번째 임신을 위해서 몸에 도움이 되는 영양제를 잘 챙겨 먹었고 스트레스를 덜 받으려고 노력했다. 어렵게 이루어진 두 번째 임신이었기 때문에 아이의 태명을 '튼튼이'라고 지었다고 한다. 다행히 원하던 임신이 되고 3개월쯤 되어 병원검진을 받았는데 절대안정이 필요하다는 말을 듣고 곧바로 육아휴직에 들어갔다. 휴직에 들어갔지만, 친하게 지냈기 때문에 그녀가 태교하는 동안에 자주 연락하면서 안부도 묻고 지냈다.

태교를 위해서 그녀는 항상 자주 먹었고 좋아했던 맵고 짠 음식을 먹지 않았고, 카페인이 들어 있는 커피는 절제하면서 친정에서 몸 관리를 했었다. 임신 태교 정보는 맘 카페에 가입하고 여러 블로그를 참고하면서 태교를 했다. 그녀의 어머니도 도움은 주었지만, 주로 온라인 정보에 의존해서 태교정보를 얻는 거 같았다. 어머니는 부정 타는 음식은 먹지 말라고 하셨고, 부정 타는 곳도 가지 말라고 하셨다고 했다. 그의 어머니가 임신 중이었을 때 한약을 드셨는데, 한약을 먹은 이유는 눈이 예쁜 아기를 낳기 위해서였다고 했다. 그래서 그 어머니는 한약을 먹은 덕분에 눈이 예쁘게 태어난 동료를 낳았다고 믿고 있었다. 그래서 딸에게 예쁜 아기를 낳도록 한약을 먹으라고 권했지만 그녀는 한약을 먹지는 않았다고 했다. 동료의 태교를 보면서 앞으로 나도 거쳐야 일인 것 같아 관심을 갖고 이야기도 많이 하고 공감도 했다.

그녀는 유산 경험이 있어서 활동적인 태교는 거의 하지 않았다. 오히려 평소에도 좋아했던 만들기나 퍼즐 그림 그리기 등을 했는데, 인터넷으로 태교에 좋다고 하는 만들기와 그리기와 같은 물건들을 구입해서 손을 사용하는 태교를 많이 했다. 내가 필라테스 태교도 좋다고 이야기해준 적이 있는데, 활동하는 것은 유산 경험으로 자제한다고 했고, 또 그런 곳에 가면 태아보험 상품을 권유받는 경우가 있다고 그게 싫어서도 안 가겠다고 했다. 한번 유산 경험을 했기 때문에 아기의 심장소리를 직접 들을 수 있는 기기를 구입하여 항상 듣는 것도 태교로 꼭 실천했다. 동갑인 남편은 직업상 항상 동료 곁에서 태교에 도움을 주기는 힘들어했지만, 혹시라도 동료가 몸에 이상이 있거나 멀리 가야 할 때는 모든 일을 뒤로 하고 도와주었다.

곁에서 동료의 임신 태교 출산을 지켜보면서 내가 보기에는 모든 것은 임신한 여성이 90% 이상 책임지고 해야 하는 상황이 되는 것 같아 보였다. 그런 경험을 보니까 두렵고 여성으로 감내해야 하는 모든 과정이 혼란스럽기만 했다.

사례 2

다문화가정을 이룬 아내와의 태교

나는 1980년생으로 2016년 봄에 아들을 낳아 기르고 있는 다문화가정을 이룬 아빠다. 결혼 초에는 아기를 낳지 않기로 했었기 때문에 몇 년간은 임신은 전혀 생각하지도 않았었다. 그러나 우리 부부는 생각을 바꾸고 아기는 신이 주는 선물이라는 생각을 했고, 아기를 낳아 잘 기르는 선배들을 보면서 아기를 낳기로 결정했다. 첫 임신으로 쌍둥이를 낳을 수 있었지만 안타깝게 유산이 되어 너무 가슴 아픈 시간을 보냈다.

당시 나의 아버지께서 암투병 중이셔서 꼭 손주를 낳아 기쁘게 해 드리고 싶었지만, 뜻대로 되지 않았다. 두 번째 임신을 위해 정말 임신 전부터 몸을 건강하게 유지했고 나도 건강 보충제도 챙겨 먹으면서 준비해서 임신에 성공했다. 아빠가 된다는 생각에 무척 기대가 컸다. 태교에 좋다는 음식이나 주의사항은 인터넷 정보를 찾아가며 실천하려고 노력했다. 아내도 인터넷 정보와 카페에서 많은 정보를 얻었다. 그러나 지금 생각해 보면, 암 투병을 하시던 아버지를 돌보아 드리면서 내가 스스로 아빠가 되기 위한 처음의 태교 노력은 오히려 부족했다고 생각된다. 아내가 임신 5개월 때 나의 아버지는 그토록 기다리시던 우리 아기를 만나지 못하고 세상을 떠나셨다. 우리 부부는 힘든 시간을 보냈지만 마음을 가다듬고 태교에 임했다. 건강한 아기를 낳는 것이 돌아가신 아버지께도 효도하는 길이라 생각했다. 우리 아이를 데리고 처음으로 나의 아버지 산소에 찾아갔을 때 감정이 복받쳐 오름을 겪었다.

나의 아내는 영어 강사와 번역일을 했었는데, 가급적 스트레스를 받지 않도록 노력했다. 아내는 채식주의자인데, 태아를 위해서 조금 고기류의 단백질 섭취를 했었다. 그리고 출산 2개월 전부터는 안정을 위해 일을 그만 두었고, 몸 관리에 집중했다. 별도의 태교 프로그램을 일부러 찾아가서 태교를 하지는 않았지만 최대한 좋은 음식을 섭취하려고 했고, 건강관리에 신경 썼다. 출산 후에는 아기 돌봄은 아내가 했고, 가사는 내가 전담하면서 초보 엄마 아빠 시절을 겪어 나갔다. 인생의 기쁨과 행복을 느끼게 해 준 아이의 소중함을 경험하면서 우리나라의 임신·출산·육아를 위한 제도가 잘 이루어지고 있다고 생각하게 되었다. 아내가 말하길 아내의 동생도 미국에서 아기를 낳았는데, 미국의 경우는 출산을 위한 제도가 한국만큼 잘 되어 있지 않다고 했다. 그리고 왜 이렇게 제도가 잘 되어 있는 환경에서 한국 사람들은 왜 아기를 잘 낳지 않으려는지 모르겠다고 했다. 나는 우리 사회에서는 출산의 문제라기보다는 육아의 문제가 더 크기 때문에 낳지 않으려 하는 것 같다고 이야기해 주었다.

우리 부부는 내년에 둘째 아이를 가질 계획을 세우려고 한다. 아이를 갖는 것은 결혼한 사람들이 해야 할 미래를 위한 사회적 책임이라는 생각을 하고 있고, 육아가 힘들지만 행복한 삶의 기쁨이 아이를 통해서 주어지는 축복이라고 생각하기 때문이다.

사례 3

다시 기억해 본 태교

나는 29살에 1990년생 아들과 33살에 1994년생 딸을 낳았다. 나는 박사과정 중에 결혼하여 공부하는 중에 아들을 낳았고, 딸은 박사학위를 받은 후 낳았다. 당시는 여성들이 박사공부까지 하는 경우가 드문 상황이었고 임신은 힘든 과정이었지만 당연히 거쳐야 할 과정이라 생각했었다. 요즘처럼 30세가 넘어서 출산하는 것은 노산이라 여겼던 탓도 있어서 공부와 강의를 병행하면서도 시기적절하게 아기를 갖게 되었다고 생각했다. 남편과 상의하여 아이들은 방학 때 낳아야 내가 지도하는 학생들에게 피해를 주지 않으니 출산시기를 맞추어 임신하자고 했다. 남편은 내 의견에 동의해 주었고, 쉽지 않게 가임기간을 맞춰서 아이를 낳게 되었다. 그래서 우리 두 아이는 모두 7월 말경에 생일이 되었다. 훗날 아이들은 초등학교 때에 '내 생일이 방학이라, 생일 초대를 해도 많은 친구들이 오지 않아'라고 하면서 불평을 했던 기억도 난다.

시간을 내어서 편히 쉬면서 하는 태교는 할 수 없었다. 나는 늘 바빴던 기억이 많다. 내게는 책과 논문을 읽고 고서들을 보는 것이 태교의 기본이 되었다. 클래식 음악을 듣기나 건강한 아기 출산을 위한 기도, 음식 주의, 좋은 글을 보는 것뿐만 아니라 예쁜 아기 사진 보기는 당시 유행했던 태교였고, 나도 그렇게 하려 노력했다. 클래식 음악으로는 밝고 경쾌한 곡보다는 조용한 곡을 좋아해서 그리그의 작품을 많이 들었다. 월드컵이 한창 일 때였는데, 축구를 좋아했던 남편과 TV 축구경기를 보면 뱃속에 있던 아이가 발차기를 해서 깜짝 놀라는 경우가 많았다. 우리 부부는 '앞으로 아이가 축구선수가 되려는 건 아닌가?'라고 하며 이야기했었다. 아이가 다 듣고 있다는 것을 실감했다. 아이는 성장해서 축구선수와는 거기라면 일을 하고 있지만, 운동신경은 매우 발달한 것 같다. 모든 운동을 잘하는 편이다. 친정어머니는 모양이 예쁜 것, 좋은 것을 먹으라고 권하셨고, 철분제를 먹도록 해 주셨다.

딸을 위한 태교를 생각하면 심한 입덧으로 고생했던 기억이 많다. 나는 강사활동을 했던 시기라서 일부러 태교를 하기보다는 강의와 연구를 위해 책을 보면서 몰입하면서 보냈다. 강사 시절에는 대중교통 수단을 이용하고 많이 걸어 다녔기 때문에 요새처럼 하는 운동 태교는 생각하지도 못했던 때였다. 많이 걸어다니면 아기를 낳을 때 좋다고 하여, 걷는 것은 계속 했었다. 공부하고 가르치는 것이 태교라고 생각했었다.

그때는 시부모님과 함께 지냈고 시누이가 두 달 먼저출산하여 산바라지를 우리 집에서 했던 터라 심리적으로도 긴장 상태였었다. 음식 주의, 기도생활, 음악 감상 등은 아들을 잉태했을 때처럼 그대로 했다. 특히 남편은 시누이가 몸조리를 하는 상황에서 내가 태교를 해야 하는 처지를 생각해서 많이 살펴주었다. 남편이 심리적으로나 정서적으로 잘 보살펴 주어서 입덧과 심리적인 긴장감을 풀어주었고, 자연을 감상할 수 있도록 꽃을 볼 수 있는 곳으로 데리고 다녔던 여행은 힐링이 되었다. 다정다감한 남편은 태담을 했고, 태아와 엄마는 연결되어 있는 것이라고 하면서, 나를 편안하게 해주는 것이 아이를 위하는 태교와 같은 것이라고 여겼던 것 같다.

사례 4

별 탈 없이 출산하기만을 원하던 태교

나는 1955년 생으로 아들 둘을 낳아 키웠다. 나는 종합병원에서 근무한 의료기사였는데 결혼을 하고 곧 그만 두고 개인병원으로 옮겼다. 그때는 결혼한 여성이라면 종합병원에 근무를 하는 경우가 흔치 않았다. 나름 전문직임에도 불구하고, 상황은 그랬었다. 그래서 개인병원에서 일하면서 임신을 하고 출산했다. 그때의 사회적인 통념이 여성이 결혼하면 직장을 그만두는 것이 보통이었던 때라서 그랬던 것 같다. 지금 같으면 상상하기 어려운 것이지만, 그때는 그랬다. 나는 맏며느리였는데 1983년에 첫째 아들을 낳았고, 1985년에 둘째 아들을 낳았다.

첫째 아들을 임신하고 했던 태교는 건강하고 이상 없는 출산이 될 수 있도록 기도를 많이 했던 기억이 난다. 병원근무 때 산모들을 보았는데, 그들은 난산이나 장애아 출산으로 고통스러워하는 경우가 많았다. 그래서 나는 과연 별 탈 없이 출산할 수 있을까를 걱정하면서 기도했었다. 남편의 특별한 도움은 잘 생각나지 않는다. 출산을 대비해서 임신·출산·육아 관련 책을 읽었고, 라마즈 호흡법을 틈틈이 익혔다. 라마즈 호흡법은 실제 출산할 때에 많은 도움이 되었다. 이화여대 부속병원에서 출산했을 때는 내 동생도 아파서 입원하고 있었다. 그래서 출산한 딸과 병원에 입원한 두 딸을 돌보려고 친정어머니께서 병원을 오가시다가 편찮으시게 되어 나는 출산도 힘들었지만 심리적으로도 힘들었었다.

둘째 아이 태교와 출산을 했던 시기는 첫째 아이 육아와 가사, 병원근무를 병행해야 했기 때문에 더 힘들었던 때였다. 그래서 첫째 때 했던 태교처럼만 했고, 별다른 태교를 하지는 못했다. 어머니는 나의 태교를 위해 특별히 한약을 지어 먹으면 좋지 않겠느냐고 권하셨지만 나는 원래 박카스만 먹어도 얼굴이 달아오르는 체질이어서 한약은 원하지 않았고 먹지 않았다. 그런데 너무 좋아했던 커피는 마시지 않았다. 커피를 마시면 까만 아이를 낳는다는 이야기들이 떠돌았기 때문이기도 했다.

사례 5

약을 멀리하고 기도했던 태교

나는 1952년생으로 1978년과 1980년에 두 아들을 낳았다. 화학을 전공한 나는 정부산하기관에서 연구원으로 일하고 있었는데, 결혼 후에도 일은 계속 했다. 그런데 첫째 아이를 임신한 후에는 곧 직장을 그만 두었고, 가정주부로 출산과 육아의 길을 택하게 되었다. 임신을 했다는 것이 직장생활을 하는데 눈치가 보였다. 당시는 여성이 사회활동을 하더라도 결혼을 하면 거의 그만두는 것이 일반적이었고, 조금 더 일을 하더라도 임신을 하면 당연히 그만두어야 하는 분위기였기 때문이다. 오늘날처럼 육아휴직제도나 육아지원과 같은 좋은 제도가 있었다면, 나도 대학 때의 전공을 계속 살려 직장생활을 할 수도 있었겠지만, 그때는 시대가 그러했으니 적응하면서 살 수 밖에 없었다.

첫째 아이를 임신했을 때는 입덧이 심해서 음식을 보면 울렁거림으로 힘들었던 기억이 많았다. 그때 한번은 이런 일이 있었다. 집에 손님들이 다녀가신 후 드셨던 음식을 정리하는데, 하도 울렁거려서 컵에 조금 남아 있던 맥주를 한 모금 마셨더니 속이 가라앉게 된 경험이 기억난다. 그렇다고 그 다음에도 술을 먹고 입덧을 가라앉히지는 않았다. 술 마시는 것이 좋지 않다는 것은 알고 있었으므로 주의했다. 또 약물에 주의했는데, 감기가 걸렸을 때도 생강이나 대추, 배를 함께 넣어 끓인 물을 먹고 감기약은 먹지 않았다. 술이나 담배는 절대로 가까이 하지 않았고, 좋아했던 커피도 거의 마시지 않았다.

힘든 일을 하거나 무거운 것을 들지도 않았다. 그리고 순산을 잘 할 수 있게 기도생활을 하면서 태교를 했던 기억이 있다. 일상생활에서 계단에 오르내릴 때는 조심하고, 넘어지지 않도록 조심하면서 항상 몸조심에 집중하면서 태교를 했던 거 같다.

태교 경험 사례들을 정리하면서

태교의 경험 사례들을 보면, 과거나 현재나 여성들에게 임신·출산·육아를 병행하는 것은 어려운 과정임을 알 수 있다. 개인적인 삶의 역사가 항상 다르고, 임신의 과정과 태교도 마음대로 되지 않는 경우가 많다. 위의 사례에서도 연령이 낮은 경우, 모두 첫째 아이를 유산한 것을 볼 수 있었고 아버지의 작고, 직업을 갖고 있는 여성이 임신하기 어려운 분위기 등 다양한 경우가 발생했던 것을 볼 수 있었다. 그럼에도 불구하고 태교의 많은 영역은 여성의 책임으로 남아 있는 현실이라는 점도 부정할 수 없다. 그리고 태교 과정에 참여하는 아버지들의 이야기가 상대적으로 적었음을 알 수 있는데, 사례들을 보면 오히려 아버지들이 태교에 참여했을 때 임부는 정서적으로 큰 도움을 얻는 것을 알 수 있었다. 아버지들의 태교에 대한 도움이 절실하다는 점을 볼 수 있다.

사례에서 보면, 태교로 주의한 것은 대부분 음식을 주의했던 것으로 보이며, 약을 먹는 것을 피했다. 개인적인 상황에 따라 다르겠지만, 한약도 절제한 것으로 보인다. 그리고 나쁘다고 피해야 할 금기사항에 대해서는 굳이 하지 않으려 한 것으로 보인다. 시대에 따라 금기사항이나 유행했던 태교법에도 차이가 있고, 인터넷이나 온라인 커뮤니티가 활성화되기 전에는 임신・출산・양육 책이나 백과사전에 의존하여 정보를 얻거나 친정어머니로부터 태교에 대한 이야기를 듣고 실천하는 경우가 대부분이다. 그러나 요즈음에는 인터넷 발달과 과학의 급속한 발전으로 다양한 SNS를 활용하여 태교 정보를 얻고 있는 것으로 보인다.

오늘날 태교에서는 인터넷, 블로그, 카페, 유튜브 등 SNS를 통한 정보 수집과 활용, 남편 참여의 증가도 볼 수 있다. 그리고 태아와 임부를 위한 다양한 프로그램들과 제품들이 생산되고 있고, '태명 짓기'나 '만삭 사진'도 일반적으로 찍는다. 임신과 태교, 출산의 과정을 행복한 삶의 기록으로 남기는 경우가 많아졌다. 태교에 관한 정보는 신뢰할 만한 과학적인 근거가 뒷받침되는 것과 민간차원의 구전에 의해 이루어져 왔던 태교법이 동시에 존재하고 있다는 점을 확인할 수 있었다. 간혹 구전에 따라 부모가 했던 태교법을 잉태한 자녀에게 강조하는 부모도 있고, 또 이를 거부하는 이들도 있다. 다만 나쁘다고 하는 것은 피하는 것이 좋고, 예로부터 내려오던 금기법은 모두 그만한 이유가 있다고 주장하는 기성세대들의 이야기는 아주 타당성이 없어 보이지는 않지만, 젊은 세대들에게 태교는 보다 과학적이고, 신뢰할 만한 다양한 정보가 필요할 것으로 보인다. 전통 태교나 전승되어 오는 민간 태교에 대해서도 합리적으로 이해가 될 수 있도록 알려주는 과정이 필요하다고 보인다. 그렇게 한다면, 정보 활용에 능숙한 젊은이들은 그것을 한층 발전시켜 체득하는 지혜를 발휘하게 될 것으로 보인다. 그리고 사회에서는 태교와 관련된 임부와 태아를 보호하고 건강한 아기를 낳을 수 있는 태내교육이라는 측면에서 제도적인 뒷받침을 해야 하며, 적극적인 태교 환경이 만들어져야 할 것으로 보인다. 임신이 되지 못하고, 유산이 되는 경우도 왕왕 발생하고 있다는 것은 우리 사회가 아기를 가질 수 있는 환경이 조성되지 못하는 것을 방증하는 것이기 때문이다.

태교의 의미와 실제에 대한 문화기술적 탐구(김은주 외 4인, 2006)를 참고해 보면, 임부들은 태담 태교, 동화 태교, 음식 태교, 명상 태교 등 다양한 방법에 대한 지식을 갖고 있었고, 태교의 목적을 건강한 몸과 마음을 가진 임부가 태아의 바람직한 인성 형성에 도움을 주는 것이라고 생각한다고 했다. 최근 들어 사회단체에서 실시하는 여러 태교 프로그램이나 인터넷을 이용한 태교를 하는 경향도 나타났다고 보고하고 있다.

2. 임신과 태교에 대한 재인식

수대에 걸쳐 축적되어 온 삶의 양식을 자녀에게 전수하는 문화장치로서 자녀 양육은 경제개발 과정을 거치면서 전수의 맥이 단절되어 버렸다고 해도 지나치지 않다. 이는 프랑스의 Cathrine Rollet와 Marine-France Model(2002)의 주장대로 각 지역의 고유한 양육법은 지난 수세기 동안 어미니로부터 딸에게, 그 딸에게로 전승되면서 그다지 큰 변화 없이 이어져 왔으나 20세기에 들어와 서구 문명사회에서는 온갖 종류의 대중매체를 통해 육아를 개인적인 학습과 지나가는 유행의 영역에 집어넣고 말았다고 언급하였다(이하정, 2005). 태교의 방식도 이와 같은 현상을 보이고 있다. 그럼에도 불구하고 아직 우리의 생활문화로 전통 태교 방식이 일부 전해지고 있는 것은 주목해 볼 만하다.

임신과 태교는 앞서 논의했듯이 임부와 부부, 가족들에게도 매우 힘든 과정이지만, 생명의 신비로움을 경험하는 인생에서의 중대한 과정이라 할 수 있다. 더 이상 임신과 태교는 임부만의 책임이 되어서는 안 된다. 부부, 가족, 나아가 사회적 책임으로까지 수용하는 재인식이 필요하다.

임신과 태교는 임부에게 사회적·심리적·경제적 스트레스(김은주 외 4인, 2000)가 되는 과업이다. 한 연구(심희남, 2019)에 따르면 임부들의 스트레스가 낮을 때는 가족의 지지가 높았던 것으로 나타났다. 임부를 위한 가족친화교육이 확대되어야 할 바를 시사한다. 즉 임부들이 겪는 태교에 대한 지식 부족이나 태교를 할 만한 시간이 부족하고, 태교를 할 수 있는 경제적인 여유도 부족하다는 문제들을 극복해 낼 수 있는 지지가 필요하다. 한편 결혼이주 임부를 대상으로 연구(심희남, 2019)한 바에 따르면 이들은 임신 스트레스와 가족지지 간에 상관성이 없는 것으로 나타나 한국 임부와는 차이를 보였다. 한편 또 다른 연구(김은주 외 4인, 2006)에 의하면 첫 아이일 때, 가족의 지지를 받을수록, 중상류계층일수록 자신이 행하고 있는 태교에 대한 만족도가 높게 나타난 결과를 보였다. 임부들은 태교를 하면서 행복감을 느끼면서도 태교 자체에 대해서는 심리적인 스트레스를 받거나 주위 환경에 대한 불안감, 앞으로의 육아에 대한 경제적 이유 등으로 인하여 어려움을 겪고 있는 것으로 나타났다.

이러한 임신과 태교 과정을 잘 극복해 내기 위해서는 태교 관련 서적을 읽는다면 그 실천을 위해서 좋은 지침이 될 수 있다. 태교를 위한 전문서적으로는 임신 태교 전문서적이나 백과사전 등이 있고, 다양한 태교법에서 소개되고 있는 가이드북, 임신 태교일기, 태교 노트, 태교 동화, 태교 경험서 등도 있으므로 실제로 유용하게 활용할 수 있다. 또한 태교에 관한 경험을 나누고 새로운 정보를 공유하기 위한 온라인 커뮤니티 활동도 유용할 것이다. 타인의 임신과 태교, 출산과 육아 경험에 대하여 공유를 한다면 이에 대한 두려움이나 어려움을 극복하고, 같은 경험을 하는 이들끼리 공감대를 형성하고 위로를 받을 수 있기 때문이다.

자녀 출산은 부모의 사랑과 노력의 결과로 맞이하게 되는 신성하고 숭고한 생명탄생의 과정이다. 따라서 잉태를 하는 순간부터 임부의 책임만이 아니라 가족 모두가 새 생명을 맞이하게 된다는 숭고한 과정을 맞이하고 있다는 점에서 경외와 감사, 정성이 응집되어야만 한다.

앞서 살펴보았던 전통 태교 기록들이나 연구결과들을 보더라도 그 가치와 노력은 두말할 나위 없이 중요하다. 사주당 이씨가 여성으로서 집필한

『태교신기』를 보면 다른 태교 관련 기록에서 다루고 있지 않은 가족들의 태교를 강조하고 있다는 것을 볼 수 있다. 이러한 주장은 사주당 이씨가 여성적인 관점에서 그 필요성을 누구보다도 절감했던 것은 아닐까 한다. 세월이 지난 오늘날에도 그와 같은 노력의 필요성을 공감할 수 있는 것은 『태교신기』를 다시 살펴보아야 하는 이유이기도 하다.

육체적으로나 정신적으로 반듯하고 건강한 아기를 출산하기 위해서 여성은 어머니로서 남성은 아버지로서, 즉 부모로서의 기본적인 자세가 바탕이 되어야 한다. 즉 태교란 '내 아이가 나를 가르치는 것이다'(나영숙, 2013)라는 표현은 깊은 공감을 불러 일으킨다. 가족들도 태교를 하는 부부를 지지하고 격려를 보내야 한다. 또 다른 연구(김은주 외, 2010)에서는 임신부들의 태교에 관한 문화기술적 연구를 시도했는데, '가정에서의 태교란 부모의 태교와 가족의 태교가 함께 만들어가는 상호작용'이라고 분석한 바 있다.

'쿠바드 증후군(Couvade syndrome)' 현상이 회자되고 있다. 이것은 아내가 임신했을 경우에 남편도 아내와 똑같이 자신이 임신을 한 것처럼 입덧과 요통, 체중 증가, 메스꺼움 등 육체적 심리적 증상을 겪는다는 것이다. 쿠바드 증후군이란 용어는 영국의 정신분석학자인 트리도우언(Trethowan)이 사용한 것으로 아버지가 양육에 별로 신경 쓰지 않아도 되는 가부장적인 문화가 강한 사회보다는 처가살이가 보편적인 사회에서 더 흔히 눈에 띈다. 2007년 영국의 브렌넌 박사(Dr. Arther Brennan)의 연구에 의하면, 임신한 아내를 둔 남성 282명을 대상으로 조사한 결과 이 증후군은 임신 3개월에 가장 심각하며 점차 약해지다가 임신 말기가 되면 다시 심해지는 것으로 나타났다(김경미, 2018).

최근에는 손자녀를 기다리는 할머니 할아버지의 가족 태교 프로그램도 등장하고 있고, 이에 참여하는 이들도 증가하고 있다. 고궁박물관에서 진행하는 왕실 태교에서도 손자녀를 기다리는 할머니 할아버지를 대상으로 하는 프로그램도 이루어지고 있다. 그러나 한편으로는 예비부모인 대학생을 중심으로 진행된 연구(임소영 · 김은주, 2011)를 보면, 대학생들은 태교란 똑똑하고 바르며 건강한 아이를 위해서 하는 것이라고 생각하고 있고, 태교의 주체는 부부, 여성이라고 보고 있으며, 전통적인 태교에 비해 지나치게 방법론적으로 접근하고 있다는 문제점을 지적하기도 하였다. 물론 태교의 주체는 임부와 부부가 되겠지만, 가족 태교, 나아가 사회적 태교까지 필요하다는 확산적인 사고를 갖고 있지는 않은 것으로 보인다.

태교를 잘 할 수 있는 사회환경을 만들어 주는 것도 출산 후 양육지원 못지않게 중요한데, 이를 위해서는 임신과 태교에 대한 인식을 새롭게 해야만 가능하다. 사회적으로 제도적인 장치가 마련되어 있다 하더라도, 임신을 하려면 직장 여성의 경우는 눈치를 보아야 하고, 그런 상황에서의 스트레스가 태교에 영향을 주게 되며, 유산의 가능성이 높아지는 부정적인 결과를 가져오게 된다. 한 번의 유산은 또 다시 유산으로 이어질 가능성도 높아진다. 이는 아기를 가지려는 부부에게는 심한 스트레스와 불안으로 다가오게 된다. 여성의 임신에 대하여 축하하고 기쁘게 받아들이는 사회 전반적인 의식의 변화가 뒷받침되어야 하는 이유이다. 임신을 했다고 하면, 축하를 하기보다는 직장에 마이너스가 된다는 의식을 갖거나, 이후 출산 여성이 업무에 복귀한다고 했을 때 축하해 주는 기관이 얼마나 될지 의문스럽다.

여성의 성적도구화가 문제가 되고, 사회적으로 미투운동과 더불어 여성이든 남성이든 '성에 관한 자기결정권'을 보호하듯이 임신과 출산을 하고자 하는 사람들에게도 그들의 선택을 존중하고, 편안하고 안정된 환경을 만들어 주어야 하며, 임신을 환영하고 축하하며 지지를 보내는 성숙한 의식이 보편화되어야 한다.

3. 임신과 태교에 대한 사회 정책적 과제

기혼 취업여성의 둘째 자녀 출산 의지에 관한 연구(선민정, 2019)에 따르면 사회적으로 일과 가정을 병행하는 가족친화제도가 제공되지 않거나 제공되더라도 실제로 사용 가능하지 않아서 출산을 기피하거나 포기하고 있다고 한다. 그리고 절대적으로 적은 남편의 가사노동분담률, 집안 일과 육아는 여성이 전담해야 한다는 사회적 인식으로 남편에게조차 인정받지 못하고 금전적 보상도 받지 못하여 어려움을 겪으므로 더 이상의 출산은 어렵다고 하였다. 이는 가정에서의 성불평등을 해소하기 위한 개입이 필요하고, 개인과 가정, 사회적 수준에서의 성역할에 대한 인식개선이 필요함을 시사한다. 앞서 태교에 대한 문화기술적 사례에서도 살펴보았듯이 태교를 할 때에 부부가 함께 참여하는 것은 임부로 하여금 심리적으로 안정적인 태교를 할 수 있도록 돕는다는 것을 확인했었다. 최근 '독박육아'라는 말들이 회자되고 있는 시점에서 특히 아기의 아버지들이 가사와 육아참여는 매우 절실하다. 임신 출산과 자녀 양육이 여성 책임의 범위로부터 보다 자유로워져야만 한다.

그리고 저출산문제에 대한 연구(김선녀, 2019)에 따르면, '출산 재개념화'가 필요하다고 하며, 자녀 출산이 의미하는 담론으로 사적인 사랑보다 아이의 출산을 통해 열려진 새로운 세계인 공적이고 사회적인 영역으로 눈을 돌린다는 의미로 사회인식 전환이 절실하게 요구된다고 주장하였다. 즉 이와 같은 인식 개선을 위한 관점이 널리 확산되어야 한다. 이제는 임신과 출산, 자녀 양육이 가정의 사적 영역에 머물러 있는 상황이 되어서는 안 된다. 자녀 양육을 위한 기본 단위가 가정임에는 틀림없지만, 미래 사회를 책임질 인재를 출산 양육하는 것은 가정의 책임에 머물 수만은 없는 시대이다. 일반 사회에서는 임신과 태교, 어린 자녀 양육을 위한 보다 실제적인 노력이 필요하다는 점에 공감하고, 임신부부와 가족을 지원할 수 있는 다양한 접근이 시도되어야 한다.

태교를 지도하는 전문가의 필요

(재)맑은샘에서는 태교연구소와 태아생명학교를 2005년에 설립하여 『태교 음식』, 『태교코칭』을 비롯해 태교 책을 발행하였고, 다양한 사회교육을 통해서 많은 태교를 위한 교육과 프로그램을 운영하고 있다. 다문화가족 북한이탈주민가족 등 사회의 손길이 더욱 필요한 대상에 대해서도 태교활동을 펼쳐가고 있다. 2015년부터는 태교지도사 과정도 운영되고 있다. 이곳 이외에도 태교지도사 과정을 운영하고 있는 평생교육원도 있다. 성품 태교지도사, 숲 태교지도사 등 태교를 원하는 임부를 대상으로

지도할 수 있는 직업들이 생겨나고 있다. 필가(苾嘉)태교연구소도 유사한 활동을 전개하고 있다. 이렇듯 사회에서의 태교를 위한 활동은 매우 고무적이다.

한국직업사전(2016)에는 임신・출산・육아코치를 소개하고 있다. '아이를 낳아 기르는 것'까지도 코치의 지도를 받아야 하는 세상인가? 라고 시대를 탓하는 어른들도 있지만, 자연스럽게 결혼과 임신 출산을 기대할 수 있는 시대가 아니라는 점을 생각해 본다면, 오히려 어려움과 문제를 해결하고자 하는 적극적인 관점에 대해 눈여겨 보아야 한다. 임신・출산・육아 코치는 임신한 여성을 대상으로 임신・출산・육아에 대한 전반적인 상담, 교육, 육아용품 및 서비스제공업체 소개, 친목모임 개최, 홍보 등을 제공하는 활동을 하는 사람을 말하고 있다. 유사한 명칭으로는 임신・출산・육아전문가, 맘스 코치, 베이비 플래너, 또는 전문적인 태교 코치 등 다양하게 불린다. 오늘날과 같이 부모나 조부모의 도움으로 임신과 출산 양육이 이루어지지 못하는 사회에서 파생될 수밖에 없는 직업 활동이다. 이들은 임신 중인 고객을 대상으로 그들의 상황과 요구사항을 파악하고 태교방법이나 임신 중 필요한 정보, 출산방법, 산후조리원안내, 산후 도우미 안내에 이르기까지, 더 나아가 출산 후에는 100일 잔치와 돌잔치 준비까지 지원한다. 자녀 출산과 양육이 서툴고 직업 활동으로 바쁘게 살아가는 젊은 부부들에게 자녀 양육과 관련된 필요한 서비스를 제공한다.

젊은 세대를 위한 과학적인 태교 정보와 프로그램, 제도 마련

젊은 세대들은 태교에 대한 다양한 정보를 인터넷과 카페 블로그 등 온라인에서 얻고 있다. 따라서 태교 정보를 제공하기 위한 다양한 어플을 비롯하여, 여러 가지 태교 방법을 익히고 스스로 할 수 있는 어플도 필요하며, 태교와 관련한 과학적인 연구와 기기들도 개발되어 임부와 부부들이 복잡하고 바쁜 현대생활에서 침해받을 수 있는 불안 심리를 해소할 수 있고, 안정되도록 편리하게 실제 태교에 활용할 수 있도록 해야 할 것으로 보인다.

사회제도적으로 또 민간에서 계속 개발되고 있는 태교 프로그램이 확산될 수 있도록 해야 하며, 임신과 태교에 관한 적극적인 서비스 제공이 필요하다고 판단된다. 선행연구(김은주 외 4인, 2006)에서도 강조했듯이 이를 위해서는 가정-사회 협력체계를 마련하고 이를 지원할 수 있는 다양한 형태의 태교와 육아 서비스가 마련되어야 할 것으로 보인다. 여성가족부뿐만 아니라 보건복지부, 문화체육관광부 등 국가 행정 단위의 연계성 있는 대책이 필요하며, 더불어 지자체의 노력을 통해서도 내국인뿐 아니라 다문화가정, 북한이탈주민 가정 등을 위한 혜택도 활발하게 전개되기를 기대한다.

지방자치단체와 육아종합지원센터 등을 중심으로 태교를 위한 정책이 실현되고 있다. 2019년 세종시 보건소에서는 출산 지원 사업으로 무궁화 테마 공원에서 숲 태교 교실을 진행했다. 숲 태교는 앞서 소개한 다양한 태교법 중의 하나이며 그 효과도 기대된다. 이 프로그램은 지자체가 중심이 되어 시행했던 뜻깊은 내용이다. 봄부터 가을까지 5번의 프로그램이 각 3회기씩 이루어졌다. 임부들은 30명씩 숲길 산책, 오감체험, 숲 공예 활동에 참여하였다.

한편 건전 태교 문화 확산을 위해서 지자체가 실시하고 있는 눈에 띄는 활동도 있다. 용인시와 청주시가 2015년 태교도시를 선포하고 정책을 펴 나가고 있다. 이는 정책적으로나 사회제도적으로나 태교에 관심을 가진 고무적인 활동이다. 용인은 『태교신기』를 쓴 사주당 이씨가 시집와서 살면서 책을 집필한 곳이며, 청주는 그녀가 태어난 곳이다. 용인시와 청주시 두 도시가 태교 문화 확산을 위한 공조로 태교 교육과 정보 교류, 연구와 복합공간 조성 등을 추진하고 있다. 용인시의 사주당 묘역을 중심으로 태교숲길 조성, 청주시의 태교 랜드는 2021년 완공을 목표로 태교 건강원, 태교교육관, 세계태교전시관, 태교 테마 공원 등이 계획되고 있다.

광명시의 육아종합지원센터는 2019년 전국 사업보고회에서 임신부부 전문 태교 교실 '아이마중' 프로그램 운영이 최우수 사례로 선정되어 보건복지부장관상을 수상했다. 이 사업은 2017년 시범사업 후 지속되고 있는 사업이다. 그림책 태교, 예술 태교, 공예 태교, 원예 태교, 태담 태교, 감각 태교 등 다양한 프로그램이 진행되었다. 관내 610여 명의 임신부부가 참여한 실적을 올렸다.

우리나라 전철과 버스에는 2013년 '임산부 배려석'이 도입되었다. 더 이상 임신과 태교가 여성과 가족의 몫이 아니라 사회적 관심과 노력이 수

반되어야 한다는 가시적인 노력이었다. 이전부터 노약자 보호석이 있었지만 특별히 임부를 위한 자리배치는 그 시기가 처음이었다. 전철에는 '내일의 주인공을 맞이하는 핑크카펫'이라고 포스터와 더불어 배려석이 위치해 있다. '이 자리는 임신부를 위한 자리입니다'라는 문구가 발판자리에도 부착되어 있다. 관심이 없다 해도 눈에 띄는 효과는 제법 크다. 그러나 실제 임부를 보호하고자 하는 시민들의 배려의식은 아직도 요원한 듯하다. 다만 점진적인 시민의식의 변화를 기대하고 있다. 임부 표시를 부착하고 탑승한 임부를 못 본 것인지, 봐도 모르는 척 하는 것인지 일반석과 다름없이 임산부석을 이용하고 있는 사람들도 적지 않다. 자신의 딸이나 며느리나 친척과 지인이라면 자리를 양보하라고 하지 않더라도 배려했을 것이다. 나의 일이 아니면 관심도 없을 뿐더러 무시하는 오늘날의 세태를 하루 빨리 변화시켜야 한다. 더 나아가 임산부석에 앉은 임부를 그 자리에 앉았다고 폭행하는 사건도 발생하는 등 가슴 아픈 행태는 계속 나타나고 있다. 부산시에서는 추가로 실시한 임산부 배지를 달고 배려석 쪽으로 오면 2m 앞부터 불이 켜지는 등의 노력도 하고 있다. 그리고 공항철도에서는 임산부 배려석 표시를 위해 인형을 놓아두었지만 없어지기 일쑤라 하니 오늘날 시민의식을 돌아보아야 할 것이다.

태교를 위해 장시간 서 있거나 스트레스를 받는 일이 없어야 한다는 것을 모르는 사람은 없다. 남녀노소를 불문하고 임부와 출산에 대한 이해도가 높아지고 배려하는 성숙한 사회가 되어야 한다.

태교를 위한 안전한 환경 마련

오늘날 태교에서 고려해야 할 중요한 이슈 중의 하나로 생활환경 문제를 빼놓을 수 없다.

우리가 섭취하는 식품의 안정성 문제는 말할 것도 없고, 대기오염의 주범이 되는 미세먼지, 자동차의 대기오염을 비롯하여 일회용품과 플라스틱 용품 사용으로 인한 미세플라스틱의 오염 확산, 건축물과 주거용품에서 뿜어 나온 유해물질, 더 나아가 최근 사회적 관심을 일으키고 있는 나노 독성 등은 일상적 삶 속에서 우리의 생존을 위협하고 있다. 이 상황에서 임신과 건강한 아기 출산은 당연히 위협받을 수밖에 없다.

안전하고 쾌적한 자연과 가까운 환경을 찾기에는 어려운 세상이다. 우리는 모든 환경오염에서 자유로울 수는 없지만 태교를 하는 기간에는 특히 생활환경의 오염에 대한 민감성을 갖고 주변을 살펴야 한다. 건강한 아기를 낳고 임부의 건강도 유지하기 위해서는 조금이라도 덜 오염된 환경을 찾고 안전한 먹거리에 관심을 가지며, 안전한 의복 소재를 선택하고, 비누와 세제, 샴푸, 바디클렌저, 화장품 등의 선택도 유의해야 한다. 그리고 임부와 가족들도 함께 오염 환경을 만들지 않겠다는 실천적인 노력이 태교에서 더욱 절실하다.

참고문헌

〈문헌 및 논문자료〉

강수경, 김경숙, 정미라 (2017). 임신 부모교육에 참여한 부부의 '부모됨'의 변화. 어린이 문학교육연구, 18(3), 259-288.

강효진 (2009). 조선왕실의 왕세자 교육과 특징. 건국대학교 교육대학원 석사학위논문.

권태현 (2014). 임신부의 정서적 안정을 도모하는 DIY태교 그림책 기획. 숙명여자대학교 원격대학원 석사학위논문.

김동훈 (2018). 출산 육아 가치관 재조명을 통한 육아문화 개선 방안. 육아정책포럼, 56, 6-14.

김미옥 (2004). 현대부모의 태교인식과 태교실천에 관한 연구. 경남대학교 대학원 석사학위논문.

김미옥, 유미 (2014). 임부 스트레스에 부부친밀도, 가족지지 및 피로가 미치는 영향. 한국산학기술학회, 15(4), 2179-2188.

김병희 (2010). 전통 태교의 현대 교육적 함의 -태교신기를 중심으로-. 교육철학, 41, 69-92.

김병희 (2012). 전통 태교의 특성과 교육적 위상. 아동교육, 21(3), 169-180.

김보민 (2010). 태교 음악이 유아에게 미치는 영향 연구. 국민대학교 대학원 석사학위논문.

김선녀(2019). 저출산 문제의 담론적 비판과 인식전환을 위한 조례제정의 필요성. 사회복지법제연구, 10(2), 95-116.

김선주 (2017). 여대생의 부모됨 동기 및 자녀 양육관에 관한 연구. 한국교양교육학회, 11(6), 529-564.

김수천 (2016). 학습자중심 서예프로그램이 인성교육에 미치는 영향 : 양지양능체험. 학습자중심교과교육학회지, 16(1), 289-324.

김영두, 이대균 (2011). 초보 아버지들의 양육특성과 아버지 됨의 변화과정. 어린이 문학교육연구, 12(1), 353-380.

김영철 (2005). 태교신기에 나타난 '존심'과 '정심'의 교육적 의미. 도덕교육연구, 17(1).

김예린 (2010). 임산부를 위한 발레 태교 프로그램의 만족도 조사. 이화여자대학교 대학원 석사학위논문.

김옥순 (2010). 태교를 위한 차생활프로그램 인식에 관한 연구. 원광대학교 동양학대학원 석사학위논문

김은주 외 4인 (2006). 태교의 의미와 실제에 대한 문화기술적 탐구. 열린유아교육연구, 11(5), 321-347.

김은주외 5인(2011). 임신 중 음주가 산모의 임신 중 체중증가와 신생아의 체중에 미치는 영향. 중독정신의학, 15(1), 16-21.

김일옥, 염계정, 한정열 (2017). 문제음주 여성의 임신초기 경험. 여성건강간호학회지, 23(4), 276-286.

김정순, 조결자 (2004). 태담과 촉각 자극의 모-태아 상호작용 증진 프로그램이 모-태아 애착에 미치는 효과. 아동간호학회지, 10(2), 153-164.

김정은 (2001). 사주당의 태교례 실현과 차생활 연구 : 태교신기를 중심으로. 성신여자대학교 대학원 박사학위논문.

김종권 역 (1987). 사소절. 서울: 명문당

김지숙 (2016). 한국 기독교 가정을 위한 태교 원리와 실제. 장로회신학대학교 대학원 석사학위논문.

김지연 (2011). 동요를 통한 율동체조 태교 프로그램 검증에 관한 연구. 총신대학교 대학원 석사학위논문.

김진리 (2012). 태교 애플리케이션 설계 방안. 한국정보과학회 학술발표논문집.

김창규 (2003). 남편과 함께 하는 태교 데이트. 중앙 m&b.

김채원 (2017). 요추 과전만 신체변형이 있는 임신부의 근력강화와 바른 자세를 위한 발레 기본 동작 수행 연구. 한국 무용과학회지, 24(2), 153-165.

김한나 (2010). 한국 춤사위를 활용한 태교 프로그램이 임산부의 심신안정에 미치는 영향. 한양대학교 대학원 석사학위논문.

김현정 (2014). 국악의 치료적 의미에 대한 고찰, 통합심신치유연구. 1(1). 25-48

김혜경, 박현주 (2018). 처음엄마 멘붕탈출법. 소울하우스.

김혜선 (2005). 첫 아버지됨의 체험. 한국아동학회, 26(5), 73-86

나영숙 (2013). 역주 태교신기 연구. 한국교원대학교 대학원 석사학위논문.

남서원 (2016). 태교 운동 프로그램이 임신부의 스트레스, 불안 및 태아애착에 미치는 효과. 명지대학교 대학원 박사학위논문.

류영아 (2014). 태교 음식에 대한 인식 및 실천 조사. 숙명여자대학교 대학원 석사학위논문.

문연경 (2013). 홀리스틱 음악태교를 위한 학부모의 음악태교 관심도 조사연구. 한국홀리스틱교육학회지, 17(1), 87-104.

문지애 (2014). 어머니의 양육지식, 부모역할 인식과 태교 실천과의 관계. 부산대학교 대학원 석사학위논문.

문희수, 최의순 (2002). 산모와 배우자의 태교인식과 실천에 관한 연구. 한국여성건강간호학회, 8(4), 583-594.

박남희 (2002). 서울 경기지역 임신부의 태교 인식 및 실천과 섭식 태도에 관한 연구. 숙명여자대학교 대학원 석사학위논문.

박문일 (2015). 아이 뇌가 즐거운 감성 뇌태교 동화. 비타북스.

박상란 (2011). 태몽담 전승현장에 나타나는 큰꿈의 흔적과 그 의미. 한민족문화연구, 42, 217-254.

박석희 외 7인 (2017). 배우자와 함께 하는 숲태 교프로그램이 임신부의 정서안정과 삶의 행복에 미치는 영향. 한국산림휴양학회지, 21(4), 45-53.

박세빈 (2014). 출산여성의 태교인식과 실천태교효과에 관한 연구. 경남과학기술대학교 대학원 석사학위논문.

박신경 (2013). 인간교육의 첫 단계로서의 태교 : Comenius의 '태아학교(Schola geniturae)'를 중심으로. 한국기독교신학논총, 34, 65-91.

박완용, 이근매, 오승진 (2011). 한국화를 통한 미술치료의 효과성. 한국예술심리치료학회 춘계학술대회, 1-27.

박장근, 남서원 (2016). 태교 운동프로그램이 임신부의 태아애착에 미치는 효과. 한국스포츠학회지, 14(4), 57-65.

박주연 (2011). 콜라주 중심의 태교 미술치료 프로그램이 임신부의 스트레스에 미치는 영향. 한국예술치료학회지, 11(2), 1-23.

박준호 (2005). 태교미술에 대한 인식도 조사. 원광대학교 대학원 석사학위논문.

박혜연 (2015). 임산부의 행복감이 태교실천에 미치는 영향. 한성대학교 대학원 석사학위논문.

박효실 (2005). 태교로서의 음악활용 연구. 숙명여자대학교 교육대학원 석사학위논문.

배상미 (2007). 임부의 태교무용에 대한 인식도 조사. 국민대학교 대학원 석사학위논문.

사주당 이씨, 이연재 역 (2014). 태교신기. 안티쿠스.

서경숙 (2014). 태교신기에서 본 현대 태교방법 연구. 성균관대학교 대학원 석사학위논문.

선민정 (2019). 기혼 취업여성의 둘째 자녀 출산의지에 관한 혼합연구 : 일 가정 양립 갈등의 조절효과를 중심으로. 이화여자대학교 대학원 박사학위논문.

성미애, 최연실, 이재림 (2015). 출산 연기형 무자녀 기혼 남성의 출산 여기 배경, 자녀에 대한 출산 정책 요구도. 한국가족학회, 27(4), 1-33.

신미아, 최정현 (2010). 미혼 대학생의 성지식과 태교인식 조사. 한국생활과학회지, 19(4), 613-624.

신용분 (2000). 임부의 태교인식과 태교실천에 관한 조사연구. 계명대학교 대학원 석사학위논문.

신인숙, 김애자 (2006). 태교와 음악환경이 유아의 음악 능력에 미치는 영향. 아동교육, 15(1), 123-137.

심순덕, 강은정 (2017). 엄마 마음, 태교시, 길벗.

심향분, 오연주 (2015). 그림책에 담긴 태교 내용에 관한 연구, 인지발달중재학회지, 6(3), 39-56

심희남 (2019). 한국 임부와 결혼이주 임부의 임신스트레스, 가족지지. 태아애착도 경북대학교 대학원 석사학위논문.

안기주 (2001). 출산여성의 태교 실천정도와 관련 요인에 관한 연구. 이화여자대학교 대학원 석사학위논문.

안미희 (2016). 임신부의 스트레스 감소를 위한 태교미술치료 사례연구. 가천대학교 대학원 석사학위논문.

양소남 (2013). 아버지의 부성경험 : 다양한 역할수행의 긴장과 갈등. 디지털융복합연구, 11(2), 375-383.

양승춘 (2015). 효인성 함양을 위한 태교와 음악. 문화교류연구, 4(3), 69-87.

여정희 (2005). 태교신기의 태교사상 연구. 성균관대학교 대학원 석사학위논문.

예철해 (2006). 유교와 불교 태교관의 교육적 의미. 종교교육학연구, 22, 63-83

오선화 (2015). 성경태교동화. 뽀얀그림.

오성민 (2015). 국립고궁발물관 임신부 대상 태교 프로그램 연구. 중앙대학교 대학원 석사학위논문.

오연주 (2013). 다문화가정 임산부를 위한 독서치료 태교 프로그램 실행연구. 독서치료연구, 5(1), 1-24.

우소정 (2013). 임상미술치료에서 동양화의 유용성-한국화 중심으로-. 임상미술치료학연구, 8(1), 33-44.

우인희, 전순영(2016). 태교집단미술치료 프로그램이 임신부의 모성정체성과 태아애착에 미치는 효과. 미술치료연구, 23(4), 985-1007.

유현자 (2006). 명상과 미술활동을 활용한 태교 프로그램이 임신부의 정서에 미치는 효과. 동국대학교 대학원 석사학위논문.

유현자 (2014). 임신부를 위한 표현예술 태교 프로그램 개발과 효과 검증. 모드니예술, 7, 95-112.

이경혜, 배경의 (2004). 심신과학으로서의 태교. 부모자녀건강학회지, 7(1), 61-72.

이미나 (2015). 아유르베다 요법을 활용한 숲태교 프로그램 개발 및 효과. 동방문화대학원대학교 박사학위논문.

이상주 (2015). 한국고전에 나타난 기원(1) : 자손의 출산과 번창에 대한 기원. 온지논총, 45.

이선아 (2001). 여성의 태교에 관한 인식도 연구. 한국외국어대학교 대학원 석사학위논문.

이송희 (2018). 태교집단 미술치료가 임신부의 심리적 안정에 미치는 영향. 한서대학교 대학원 석사학위논문.

이연희 (2010). 대학생의 태교 및 태교교육에 관한 인식조사. 충북대학교 대학원 석사학위논문.

이유나 (2015). 다문화 가정 여성결혼 이민자의 '어머니됨'에 관한 내러티브 탐구. 육아지원연구, 10(4), 5-31.

이자희 (2010). 태교발레에 대한 인식도 조사. 공주대학교 대학원 석사학위논문.

이재석 (2016). 가정은 희망의 공장. 미래북.

이재은 (2019). 임산부의 건강상태와 임신 및 산후의 건강관련 삶의 질에 관한 연구. 이화여자대학교 대학원 석사학위논문.

이정란 (2015). 미혼 및 기혼 남녀의 태교에 대한 인식. 공주대학교 대학원 석사학위논문.

이주영 (2015). 태교 음악에 있어서 태아와 임산부에게 미치는 영향에 관한 연구. 대구가톨릭대학교 대학원 석사학위논문.

이지영 (2000). 임부의 태교행위 조사 연구. 연세대학교 대학원 석사학위논문.

이하정 (2005). 조모세대와 모세대간의 자녀 양육문화 변화에 관한 질적 연구. 생태유아교육연구, 4(1), 141-167.

이향만 (2013). 출산의례와 생명의식. 생명연구, 29.

인문종 (2007). 養性에 관한 문헌적 고찰. 명지대학교 대학원 박사학위논문.

임소영, 김은주 (2011). 태교 대한 예비부모의 이미지 분석. 아시아교육교육연구, 12(3), 327-349.

장 하 (2011). 한국과 중국 대학생의 태교인식에 관한 연구. 가천대학교 대학원 석사학위논문.

장선희 (2015). 숲 태교 프로그램이 임산부의 스트레스와 정서안정에 미치는 효과. 충북대학교 대학원 석사학위논문.

장영자(2009). 태교를 접촉점으로 하는 부부의 관계 회복에 관한 연구. 서울신학대학교 상담대학원 석사학위논문.

전민경, 이은주, 유난숙, 왕석순, 최새은 (2017). 청소년 대상 예비부모교육 프로그램 효과성 연구. 한국가정과교육학회지, 29(4), 31-47.

전혜원 (2005). 태교 미술치료가 임신부에 미치는 영향 연구. 홍익대학교 대학원 석사학위논문.

정미라, 강수경, 김민정 (2013). 임산부의 결혼만족도, 부모 됨의 태도와 태교실천에 관한 연구. Family and Environment Research, 51(2), 241-251.

정양완 (1975). 규합총서. 보진재.

정양완 (1989). 내훈 역주. 학원사.

조나리 (2016). 합창음악이 임산부와 태아에게 미치는 영향에 관한 연구. 광주대학교 대학원 석사학위논문.

조석환 (2016). 구용・구사의 인성교육적 의미와 활용 방안. 초등도덕교육 51. 309-338.

조진형 (2008). 태교 음악이 태아에게 끼치는 영향에 대한 연구 : 고전음악을 중심으로. 가톨릭관동대학교 대학원 석사학위논문.

주보람 (2016). 임부의 음악태교 중 피아노 태교에 대한 인식도 조사. 이화여자대학교 대학원 석사학위논문.

주영애 (2018). 「사소절」에 나타난 부모인성덕목에 대한 현대적 해석. 한국콘텐츠학회논문지. 18(9), 521-534.

주영애 (2018). 한국가정의 생활문화. 신정.

최대희 (2015). 베트남 결혼이주여성의 '어머니됨'의 의미 연구. 디아스포라 연구 9(2). 233-256.

최재호 (2014). 태교신기에 기초한 기독교 태중 교육의 모델 개발. 영남신학대학교 대학원 석사학위논문.

최희정 (2003). 태교 음악이 태아에게 미치는 영향연구. 단국대학교 대학원 석사학위논문.

한국일생의례사전.(2016). 국립민속박물관.

허준, 김영복 편저 (2002). 동의보감. 서울: 근영출판사.

홍성연, 배진영 (2016). 임신 중 운동 지침. 대한의사협회지, 59(7), 514-520.

홍은주 (2004). 미술치료기법을 이용한 임신부 태교 프로그램 개발. 숙명여자대학교 대학원 박사학위논문.

황정해, 백경임 (2004). 예비아버지의 부성경험에 관한 일 연구. 한국아동학회, 25(5), 59-71.

황지애, 김성재, 김규수 (2016). 영아기 첫 자녀를 둔 어머니들의 어머니 됨의 의미. 열린유아교육학회, 21(1), 297-318.

〈기타 참고자료〉

국가통계포탈 http://kosis.kr/index/index.do

국립고궁박물관 https://www.gogung.go.kr

국립민속박물관 http://www.nfm.go.kr/home/index.do

국민건강영양조사 https://knhanes.cdc.go.kr/knhanes/main.do

네이버 지식백과 https://terms.naver.comhttps

사이언스타임지 https://www.sciencetimes.co.kr

(재)맑은샘 태교연구소, 태아생명학교 http://www.prsam.org

차병원태교연구소 http://www.chatg.co.kr

청년의사 http://www.docdocdoc.co.kr

한국민족문화대백과사전 https://encykorea.aks.ac.kr

한국직업사전 워크넷 https://www.work.go.kr

주영애

현재 성신여자대학교 소비자생활문화산업학과 교수이며, 한국생활문화와 예절 및 매너교육, 여가문화산업에 관심을 갖고 연구하고 있다. 동 대학교의 생활과학대학장과 교양교육대학장, 평생교육원장을 역임하였고 현재는 뷰티생활산업국제대학장, (사)한국생활문화진흥회 자문교수, (사)한국문화경제학회 학술이사, (사)한국가족자원경영학회 이사, (사)아시아유럽미래학회 부회장으로 활동하고 있다.
저서로는 한국가정의 생활문화(2018), 유아인성예절지도(2017), 새로 쓰는 매너와 이미지메이킹(2017), 세계의 차문화(2012), 매너와 이미지메이킹 플러스(2010) 등 다수의 저술과 논문이 있다.

한국의 태교 문화

초판발행 2019년 12월 25일 **1판 1쇄 인쇄** | 2019년 12월 30일 **1판 1쇄 발행**

지은이 주영애
펴낸이 최용구 | **펴낸곳 도서출판 신정**
주소 (04316) 서울시 용산구 원효로 89길 19 (원효로1가)
전화 02)3211-4782, 0266(영업부), 3211-4783(편집부), 3211-4784(팩스)
이메일 shinjeong72@naver.com | **홈페이지** www.sjbook.co.kr
등록 2001년 5월 11일 제13-702호
기획마케팅 최용구 장만동 송대용 최충구 | **책임편집** 석기은 황가연 | **표지** SDY

ISBN 978-89-5912-505-0 93370
정가 10,000원